疾控科普

新型冠状病毒感染的肺炎
公众心理自助与疏导指南

国家卫生健康委员会疾病预防控制局 | 组织编写

中国心理卫生协会 | 编著

人民卫生出版社

图书在版编目（CIP）数据

新型冠状病毒感染的肺炎公众心理自助与疏导指南/中国心理卫生协会编著. —北京：人民卫生出版社，2020.2

ISBN 978-7-117-29799-8

Ⅰ.①新… Ⅱ.①中… Ⅲ.①日冕形病毒-病毒病-肺炎-心理疏导-指南 Ⅳ.①R395.6-62

中国版本图书馆 CIP 数据核字（2020）第 020385 号

| 人卫智网 | www.ipmph.com | 医学教育、学术、考试、健康，购书智慧智能综合服务平台 |
| 人卫官网 | www.pmph.com | 人卫官方资讯发布平台 |

版权所有,侵权必究!

新型冠状病毒感染的肺炎
公众心理自助与疏导指南

编　　著：中国心理卫生协会
出版发行：人民卫生出版社（中继线 010-59780011）
地　　址：北京市朝阳区潘家园南里 19 号
邮　　编：100021
E - mail：pmph @ pmph.com
购书热线：010-59787592　010-59787584　010-65264830
印　　刷：人卫印务（北京）有限公司
经　　销：新华书店
开　　本：889×1194　1/32　印张：3.5
字　　数：57 千字
版　　次：2020 年 2 月第 1 版　2022 年 1 月第 1 版第 8 次印刷
标准书号：ISBN 978-7-117-29799-8
定　　价：10.00 元
打击盗版举报电话：010-59787491　E-mail：WQ @ pmph.com
质量问题联系电话：010-59787234　E-mail：zhiliang @ pmph.com

《新型冠状病毒感染的肺炎公众心理自助与疏导指南》
编写委员会

主 编 马 辛

副主编 谢 斌 王 刚 赵旭东

编写人员（按照姓氏汉语拼音排序）

　　　陈延妍　北京师范大学

　　　方 新　北京大学

　　　郭 勇　中国人民解放军总医院第六医学中心

　　　姜长青　首都医科大学附属北京安定医院

　　　李 强　南开大学

　　　李 焰　清华大学

　　　李 颖　首都医科大学附属北京安定医院

　　　李占江　首都医科大学附属北京安定医院

　　　刘 竞　首都医科大学附属北京安定医院

　　　刘 靖　北京大学第六医院

　　　罗 佳　首都医科大学附属北京安定医院

　　　马 辛　首都医科大学附属北京安定医院

　　　马 云　首都医科大学附属北京安定医院

　　　马建青　浙江大学

孟繁强　首都医科大学附属北京安定医院

孟祥寒　南开大学

潘伟刚　首都医科大学附属北京安定医院

乔志宏　北京师范大学

邵　啸　首都医科大学附属北京安定医院

史　杰　火箭军特色医学中心

宋红燕　首都医科大学附属北京安定医院

唐登华　北京大学第六医院

唐利荣　首都医科大学附属北京安定医院

唐永怡　中国心理卫生协会

王　刚　首都医科大学附属北京安定医院

王鹏翀　首都医科大学附属北京安定医院

西英俊　首都医科大学附属北京安定医院

谢　斌　上海交通大学医学院附属精神卫生中心

熊珂伟　北京师范大学

殷锦绣　北京师范大学

余涵萱　北京师范大学

张　莹　北京师范大学

张歆钰　首都医科大学附属北京安定医院

赵旭东　同济大学

周秋菊　中国心理卫生协会

祝卓宏　中国科学院心理研究所

前　言

　　庚子鼠年来临之际，一场由新型冠状病毒感染的肺炎疫情以迅猛之势，降临我国。这次疫情来势汹汹，蔓延迅速，严重威胁着我国人民的生命安全和身心健康。疫情悄然发生，发展又让人猝不及防。

　　刚刚接到金鼠报春请柬的人们，还没来得及赴约，疫情的不速之客已经登门。

　　生命重于泰山！一切为了人民的健康！新型冠状病毒感染的肺炎疫情发生以来，习近平总书记高度重视，作出一系列重要指示，多次主持召开会议，对疫情防控工作进行研究部署，提出明确要求。疫情就是命令，防控就是责任。在以习近平同志为核心的党中央领导下，一场疫情防控阻击战在全国打响。为生命接力，医护人员星夜驰援；与病毒赛跑，救助物资日夜兼程。

　　历史长河奔腾不息，有风平浪静，也有波涛汹涌，我们不惧风雨，也不畏险阻。只要我们坚定信心、同舟共济、科学防治、精准施策，就一定能打赢疫情防控阻击战！

生命的救助，心理干预从未缺席！面对疫情，生命安全受到威胁，担忧、焦虑、恐慌情绪肆意蔓延，侵扰着心理的堤坝，加重了疫情带来的伤害。为了缓解人们的心理压力，提高心理免疫力，增强战胜疫情的信心，在国家卫生健康委员会疾病预防控制局指导下，中国心理卫生协会组织专家，配合国家最新发布的《新型冠状病毒感染的肺炎疫情紧急心理危机干预指导原则》中有关公众心理社会支持内容，撰写了《新型冠状病毒感染的肺炎公众心理自助与疏导指南》，为你的心理重筑防疫的堤坝。

"我们都有一个家，名字叫中国"。疫情当前，需要万众一心，心手相连。疫情当前，更当风雨同舟，众志成城。战胜疫情，守卫我们美好的家园，是这个春天的邀约，让我们用胜利去迎接鼠年明媚的春天！

中国心理卫生协会

2020 年 1 月 31 日

目　录

免费获取电子书
扫码下载APP——手机快速注册登录——书架下载

第一章
确诊患者的心理自助与疏导

　　新型冠状病毒感染的肺炎作为一种传染性疾病突如其来，对我们每个人来说，都是一种强烈的应激情境，我们需要对环境威胁和挑战有一个适应过程。当人遇到严重内外环境干扰性刺激时，人体内外环境稳定性被打破，比如人的角色突然发生了变化，由普通的健康人变成了"新型冠状病毒感染的肺炎患者"，除了忍受躯体方面的痛苦之外，还可能会出现一系列不同程度的心理应激反应。

　　战胜疾病不仅要靠医护人员的专业治疗，还需要患者以积极的心态面对疾病。患者在治疗期间，我们不仅要关注他们的生理需求，同样也要了解他们心理方面的需要与诉求，以及可能引发的心理、精神问题。从而引导隔离治疗初期患者，隔离治疗期患者，发生呼吸窘迫、极度不安、表达困难的患者，居家隔离的轻症患者，进行自我调适，积极配合治疗，帮助他们早日康复。

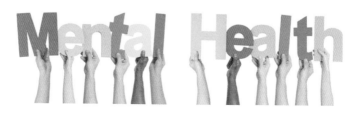

第一节 确诊患者的心理特征

"被确诊为新型冠状病毒感染的肺炎"本身就是一个巨大的应激源，再加上原有的生活工作规律被打破，患者可能会出现一系列的应激反应，在疾病治疗的不同阶段，表现会有所不同。

一、隔离治疗初期患者

"我从来没吃过什么野味儿，身边也没有哪个人得这个什么新型冠状病毒感染的肺炎，我怎么可能是阳性？你们是不是搞错了呀！我就是被冻着了，这就是普通的感冒呀！我每年这个时候都会感冒的呀！我告诉你们，如果你们弄错了的话，是要负责任的呀！"

"医生，我还能不能治好？……我非常害怕……我不敢睡觉，怕睡着后就醒不过来了……"

被迫隔离治疗，面对全副武装的工作人员，陌生的环境，未知的结果……所有这些，对于患者来说无疑是当头一棒。

有些患者一度出现震惊，不知所措，甚至"麻木"，表情茫然，反应迟钝，注意力难以集中，整个人呆呆的。

有些患者则极力否认，认为是医生弄错了。

有些患者出现愤怒、抱怨，他们觉得自己被命运捉弄，"为什么偏偏是我？"为一丁点小事就要吵架，甚至会把怒气无端地发到医护人员和家人身上，他们不但不配合治疗，甚至还会出现冲动毁物的行为。

有些患者表现为明显的焦虑不安。有对病毒的惧怕，有对亲人的挂念，有对治疗结果的担心，也有对死亡的恐惧。

有些患者处于悲伤、抑郁之中，他们对治疗消极，认为前途无望，整夜难以入眠。

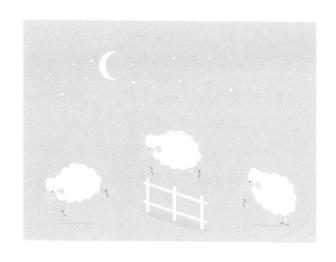

二、隔离治疗期患者

> "医生，我是不是治不好了……你们不用骗我，这个病，是要死人的……"

隔离的环境，病痛的折磨，使患者的孤独感愈加突出。患者依赖于医务人员的照料，并把恢复健康的希望托付给了医务人员，但医生护士不可能时时陪伴，这样就更加重了孤独感。

治疗期病情的波动会极大地影响患者的心理。他们会变得敏感，听到医务人员低声谈话，便疑心自己病情加重、医生在隐瞒病情，进而沉浸在恐惧中，甚至因感到治愈无望而放弃治疗；也可能出现各种猜疑，变得不信任医护人员，不配合治疗；也有些人病情稍有缓解，便盲目乐观，病情稍有恶化又难以承受。

三、发生呼吸窘迫、极度不安、表达困难的患者

> Z先生是监护室里比较难护理的患者，只要是清醒着，他就不断地试图扯掉氧气面罩。但当医生来到他的床旁，握住他的手，静静地望着他时，这个三十多岁的汉子便安静了下来，那双充满恐慌的眼睛里竟然流出了眼泪。他比划着告诉医生，他不想死。

对于重症患者，特别是对于因呼吸窘迫、气管切开而难以表达的患者来说，呼吸困难会导致焦虑紧张，而焦虑又会加重呼吸困难，甚至出现濒死感、恐慌等症状，从而陷入恶性循环。除此之外，身体的痛苦、目睹病友的离去也容易使这些患者陷入悲观、绝望之中。

四、居家隔离的轻症患者

"医生，求求你收我住院吧，我害怕我挺不过去……也怕传染给我的孩子……她才 2 岁啊……"

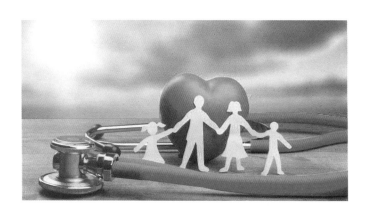

轻症患者虽不需住院治疗，但居家隔离带给他们的心理压力并不小。因为不在医院，他们可能担心疾病突然加重却得不到救治，因而对身体状况变得异常关注，稍有不适就要去医院检查；可能因担心隔离不当传染给亲友；可能因被他人疏远而孤独无助、委屈，

甚至陷入悲观、抑郁之中；可能因亲友一句不经意的话而觉得被冷落并产生病耻感；也可能怕亲人担忧而压抑自己的情绪、不敢表达；还可能因医院不接受自己而产生愤怒，觉得自己没有被重视；还有人觉得既然不用住院就问题不大而不遵医嘱，更有偏激者会到处游荡。

第二节　确诊患者的常见心理或精神问题

一、情绪反应

患者出现何种情绪反应及强烈程度如何，会受很多因素影响，差异很大。

焦虑是最常出现的情绪性应激反应，是人们预期将要发生危险或不良后果时所表现的紧张、恐惧、担心等情绪状态。适度的焦虑可以提高人们的警觉水平，伴随焦虑产生的交感神经系统被激活，可以提高人们对环境的适应和应对能力，是一种保护性反应，但如果过度或不恰当，就是有害的心理反应。

恐惧是一种遇到灾难时惊慌害怕、惶惶不安的情绪反应，没有信心和能力战胜危险，欲回避或逃跑。过度或持久的恐惧会对人产生严重不利影响。

抑郁表现为情绪低落、消极悲观、孤独、无助、无望等情绪状态，伴有失眠、食欲减退、性欲下降等身体不适感，严重时甚至有悲观厌世的想法。

愤怒是与挫折和威胁有关的情绪状态，由于目标受到阻碍，自尊心受到打击，为排除阻碍或恢复自尊而引发，多伴有攻击性行为。

二、认知改变

轻度应激可以使人注意力、记忆力、思维能力增强，以适应和应对外界环境变化，这是积极的心理应激反应。但强烈的应激却会使人出现意识蒙眬、意识范围狭小，注意力受损，记忆、思维、想象力减退等负面的心理应激反应。下面是几种常见的负面心理应激反应。

偏执：看问题狭窄、偏激、认死理，平时理智的人变得固执、钻牛角尖，蛮不讲理。也可表现为过分自我关注，注重自身感受、想法、观念等内部世界，而不是外部世界。

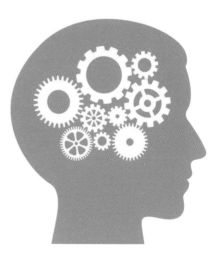

灾难化：表现为过度夸大应激事件的潜在和消极后果。

强迫思维：脑子里反复回想与疫情相关的事情，越想摆脱，越难以控制，导致自己无法正常工作和生活。

此外，还可能出现绝对化思维（非黑即白），选择性关注消极信息，敏感多疑，选择性遗忘等。

三、行为变化

伴随心理应激反应，人们的外在行为也会发生变化，这是机体为了缓冲应激带来的影响，摆脱身心紧张状态而采取的应对行为，以适应环境的需要。

逃避与回避：患者可能出现逃避检查与治疗，甚至想要离开医院，摆脱隔离环境等情况。

退化与依赖：患者时时处处依靠别人的照顾而放弃自己的努力，希望获得别人的同情、支持和照顾，以减轻心理压力和痛苦。

敌对与攻击行为：患者可能出现愤怒、敌意、谩骂、憎恨或羞辱他人，也可能出现拒绝服药、拒绝治疗，拔输液管、引流管、氧气面罩等情况。

无助与自怜：患者表现为听天由命、被动的行为状态，独自哀叹，缺乏安全感和自尊心。

四、躯体症状

在原有症状的基础上可能出现更多的症状或原有症状加重，如恶心、呕吐、尿频、失眠、厌食等。

以上都是在患病之后可能会出现的比较常见的反应，但如果持续出现，就会影响到疾病的治疗与康复，所以如果出现上述情况时，要及时寻求专业帮助。

第三节　确诊患者的心理自助与疏导

根据《新型冠状病毒感染的肺炎疫情紧急心理危机干预指导原则》，需要心理干预的确诊患者主要包括隔离治疗初期患者、隔离治疗期患者、居家隔离的轻症患者，发生呼吸窘迫、极度不安、表达困难的患者。建议前三类患者可以积极开展自助心理干预，促进身心康复，症状严重（发生呼吸窘迫、极度不安、表达困难）的患者应当由专业精神心理医生提供辅助心理干预。

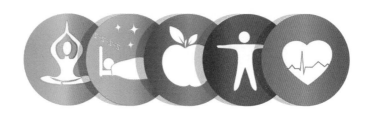

一、心理健康状况的自助监测

监测和识别自己当下的心理状况是开展自助心理干预的基础，针对可能出现的精神心理问题，需要你对自己的情绪反应进行监测、识别和评估。如果你能够主动且有效地监测和识别自己在何时、何种情境、有何种情绪反应，就能增强对自身心理状况的掌控能力。由于每个人的个性、经历、健康知识素养的不同，以及病情的严重程度、所处的病程阶段不同，所以患者对心理状况进行觉察、表达的能力都不尽相同。因此，我们建议你对此加以注意，根据自身的情况调整，监测和识别有无心理方面的问题。具体的自助方法建议如下：

1. 心理监测的内容　在早、中、晚三个时间点，分别利用 1~5 分钟的时间，完成对情绪反应的心理监测。

2. 心理监测的频率　根据病情严重程度确定心理监测的频率和时间。避免抱有过高的期望值来进行监测，如果无法完成目标，反而会带来挫败、抑郁、担忧等情绪，即使每周能完成 1 天，都有助于更好地了解心理健康状况。建议隔离治疗期患者每周监测 3~5 天。

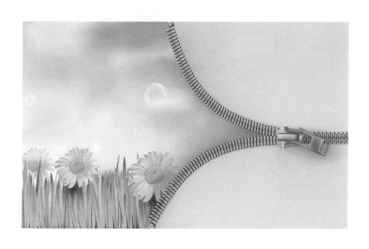

3. 心理健康状况的识别与评估　在《心理健康状况自助监测表（患者版）》中找到你能够监测到的具体反应，如果表中并未涉及的反应，也可以自行添加；和医生、同病房的患者、亲友等交流，有助于更加准确地识别。从 0 到 100 对自己的情绪反应进行主观评分，0 表示没有或者很轻微，100 表示非常严重，已经是自己认为最严重的情况，评分没有对错之分，根据自己的主观体验进行评分，每个人可能并不相同，这都是正常的。

举例如下：

心理健康状况自助监测表（患者版）	
	情绪（0~100）
➢ 8：00 ➢ 12：00 ➢ 20：00	✓焦虑　75 ✓抑郁　54 ✓愤怒　22 ✓恐惧　85 ✓孤独　20 ✓羞耻　20 ✓自杀　5 ✓……

二、心理健康状况的自助应对

1. 正视疫情信息　理性、客观认识疫情的信息，可以帮助稳定你的情绪状态，避免因片面、不实、情绪化的疫情信息引起情绪的波动。

（1）回顾自己近 1 天内接触到的疫情信息，是否关注到新型冠状病毒感染的肺炎患者的危重症病例比例、死亡率、治愈率，死亡或危重病例的躯体状况，治愈患者的躯体状况。

（2）回顾自己近 1 天内接触到的疫情信息，是否关注到新型冠状病毒感染的肺炎的具体危害，对夸大风险、渲染威胁的信息保持一定的质疑，将接收到的信息与国家媒体、医生宣传的信息进行对比。

2. 适度活动、情绪宣泄　尽管你的生活空间受到了限制，但你仍然需要通过安排一些活动来获得对生活的掌控和愉悦的感受。当你悲伤、低落时，或者因为恐慌而时刻关注着疫情的发展和自己病情的变化时，就需要通过安排更加丰富的活动来防止情绪的进一步恶化，这也可以改变消极的情绪。

（1）回顾自己近期的日常生活，是否存在活动较少的情况，比如：每天卧床时间多于 8 小时（特殊的医疗要求除外），活动次数少于 3 次，长时间看手机等，这时可以安排比如每天走 2 000 步、打太极拳或八段锦、完成三项家务、读书、听音乐等活动。

（2）如果觉察到自己的情绪变化时，就需要寻找合理的途径宣泄情绪，允许自己表达脆弱。可以每天用5~10分钟，将当下脑子里的想法和感受写下来；给家人、朋友发微信、语音、视频倾诉；听喜欢的音乐、画画等，如果感到难过、悲伤、绝望，也要允许自己通过哭泣的方式来抚慰心灵。

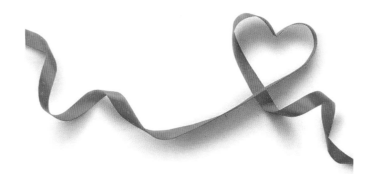

3. 营造安全感　尽管疫情依然很严峻，存在很多未知的风险，但是通过积极关注，可以帮助自己重建安全感，可以更有力量地面对与疾病的这场"战斗"，缓解疾病带给自己的心理压力。

（1）第一步：当你被隔离在家或者住院的时候，可以尝试观察和关注所处环境中能够带给你安全感的信息，比如：严格防控的住院环境、积极响应的医护人员、自己实施的防护措施、国家和社会对疫病治疗的物质支持、症状所得到的部分改善、心理压力的减轻。

（2）第二步：重复告知自己这些已经找到客观存在的安全信息，不断地暗示能够调整我们灾难化、绝对化的消极认知。

（3）第三步：注意体会当自己完成前面两个步骤的时候，自己体会到的安全感所发生的变化，这种变化可以是很轻微的，也可能是强烈的。

4. 保持放松　如果你想使自己保持平静，请使用简单的方式，例如：深呼吸，从 1 数到 4，然后缓慢地呼出气。正念冥想被证实可以提高人的免疫力，促进康复。手机里有关于冥想的 APP，可以每天花点时间练习，回到当下，关注呼吸，将注意力锚定在腹部、鼻腔、或者双脚与地面的接触，进行自然而缓慢的腹式呼吸，疏解压力，改善情绪。

具体的步骤：

（1）第一步：合上双眼，用一个舒服的姿势平躺或者坐着，轻轻闭上嘴，用鼻子缓缓吸气，心里默念"吸"。吸气的时候不要让胸部感到过度的扩张和压力。

（2）第二步：用鼻子缓缓的呼气，心里默念"呼"，呼气的过程不宜过快。

（3）第三步：在反复的呼吸过程中，尝试将注意力放在自己的呼吸上面，感受气流与鼻腔之间摩擦的感觉、鼻腔内温度的变化。

（4）第四步：重复前三步，保持5~15分钟，如果这个过程中注意力无法一直集中到呼吸上，这是很正常的，不必为此勉强或自责。

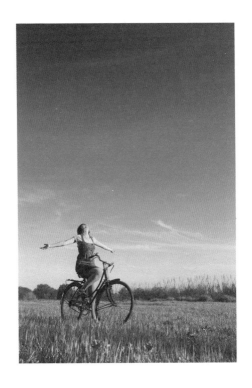

5. 接纳心理反应　人们对于突如其来的未知会感到焦虑、恐惧、愤怒、无助等，甚至有的人会出现心慌、头昏、胸闷、出汗、颤抖等生理反应，这些都是

人们面对重大危机事件时的正常心理反应。当你开始尝试监测和识别自己心理反应的时候，尝试着接纳自己的情绪、生理反应，允许这些反应的出现，而不是否认和排斥。接纳当下发生的一切，积极的改变自然就会发生。如果急于摆脱自己的焦虑，比如：要求医生重新检查，反复上网查阅资料，反复的洗手和清洁，甚至酗酒或者抽烟，虽然可以让我们感受到暂时的"安定"，但无助于真实地改善焦虑的情绪，反而容易形成"依赖"，建议当你出现了焦虑情绪的时候，可以选择耐受这种焦虑，并等待其自然的平复，当反复耐受焦虑之后，同样的情境诱发的焦虑水平就会减轻。此外，也可以选择采用放松技术来缓解焦虑。

6. 保持人际联系、激发内在力量 虽然接受治疗时，被隔离在有限的空间内，但是内心要和外界保持连接。

（1）回顾自己近期与亲友的联系频率，是否少于每天 1 次。建议每天至少保持 1 次与家人或朋友打电话或发微信，从他们那里获取支持，汲取温暖和力量，增强战胜疾病的信心，即使是 5 分钟的问候，也有支持的作用。

（2）回想自己以往是否遇到过类似的困境或挑战。思考当时是如何成功应对的，是否有一些策略可以应用到现在，调动内在资源，增进积极情绪，提升心理弹性。

三、心理干预

如果监测到自己的心理状况持续恶化，如严重的失眠、焦虑、抑郁等，而且无法通过自我调适得到改善和缓解，可以尽快向专业的精神科医生或心理治疗师寻求帮助。如果经过专业心理评估，需要转诊者，应及时进行精神科干预，必要时进行精神科药物治疗。

（王刚　李占江　姜长青　刘竞

李颖　孟繁强　王鹏翀）

第二章
疑似患者的心理自助与疏导

疑似患者是指出现与新型冠状病毒感染的肺炎非常相似的临床表现的患者，例如：发热、乏力、肌肉酸痛、鼻塞、流涕、咳嗽、咳痰、畏寒、气促等，但尚未进行实验室检查确诊的人群。

疑似患者在等待确诊的日子里，一方面是身体不适，另一方面是巨大的不确定感和恐惧感，甚至出现一系列的精神心理问题，比如：焦虑、恐惧、失眠、噩梦、悲伤绝望、敏感多疑，甚至烦躁易怒、攻击性很强等。在这场没有硝烟的新型冠状病毒感染的肺炎疫情战中，疑似患者在承受身体痛苦的同时也面临着更多的未知恐惧。

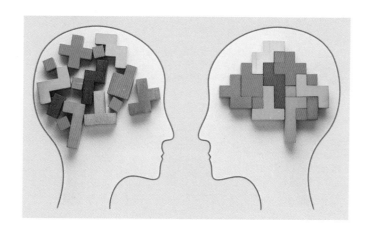

第一节　疑似患者的心理特征

　　45 岁的 W 女士 10 天前曾到疫区出差 2 天，近 2 天开始出现乏力、咳嗽，体温 38℃。W 女士变得焦虑恐惧，担心自己得了新型冠状病毒感染的肺炎，不断地刷手机、刷微博，在网上搜索关于新型冠状病毒的医学信息，尝试自我诊断，结果越查越害怕，越看越担心，即便关掉电脑躺在床上也难以自拔地继续用手机浏览相关文章。隔天早上，她开始犹豫去不去医院，一方面害怕医生会将自己隔离，也担心如果自己得的不是新型冠状病毒感染的肺炎，去了医院反而会被传染。此外，又担心如果自己得的是新型冠状病毒感染的肺炎，万一传染给家人怎么办？感觉自己是在作孽。犹豫再三，W 女士独自来到医院，医院了解了 W 女士的情况后将其留院观察隔离。在等待确诊的留院观察期间，W 女士夜不能寐，"我究竟是不是得了新型冠状病毒感染的肺炎？"的念头一直在脑海中挥之不去，多次不断地找医生询问何时有化验结果；不断地回忆去疫区出差的点点滴滴，焦虑恐惧，坐卧难安，隔几分钟就拿出手机来看一看，甚至想不如死了一了百了。一阵一阵地感到心慌，胸闷气短，咳嗽加剧。

疑似患者，虽然尚未被确诊患有新型冠状病毒感染的肺炎，但心理和生理上已经发生了一系列的变化，其中以下几个方面最为明显：

一、不确定感

与确诊患者相比，不确定感是疑似患者的最大心理特征。尽管确诊患者、患者家属、医护工作者等都会有这种感觉，比如：能不能康复、会不会有后遗症、疫情会如何演变等，但疑似患者因为有自身是否已被感染这个悬念，所以不确定感几乎是最强烈的，而强烈的不确定感会让患者感到巨大的焦虑和恐惧——对生命安全的焦虑，对死亡的恐惧等。

人们无法接受自己的健康状况摇摆于正常与危险之间，需要急切地寻求某种确定性的答案，从而出现强迫性的搜索行为，患者常常会寻找和渴求任何看似确定的信息，又不断地怀疑信息的正确性，从而导致焦虑感增强。

不确定感会让所有的感受都被蒙上焦虑的色彩，让人变得敏感多疑、犹豫。

二、恐惧与灾难化认知

面对健康的危险和生命的不确定，我们的生存本能会让我们感到恐惧害怕，甚至愤怒。一方面我们需要去接纳我们的焦虑恐惧和愤怒，这些情绪是我们在面对压力/危险时的正常反应，适度的焦虑有助于提高我们的警觉水平，有利于我们个体的生存和创造。另一方面，焦虑、恐惧会被我们很多不由自主地闯入性灾难化想法加剧和放大，特别是在信息爆炸的年代，很多时候我们会自觉或不自觉地被淹没在"新型冠状病毒感染的肺炎"相关的信息激流中，刷着微博，看着朋友圈，隔几分钟就拿出手机来看一看，越看越担心，越看越害怕，特别是社交媒体上带有情绪的、个人化的消息，使我们产生了巨大的恐惧感和无力感，甚至对他人或社会感到愤怒。

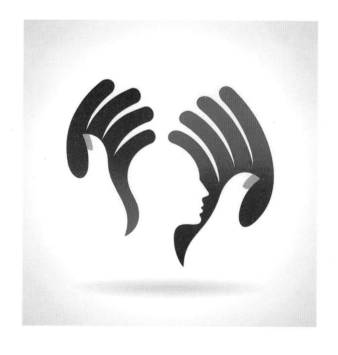

三、恐惧与躯体反应

尤其当我们出现发热、咳嗽等不适症状时，灾难化想法就变得更加真实，对死亡感到恐惧，对自己的行为感到内疚、后悔——"我被传染上新型冠状病毒感染的肺炎了，我会不会死？我的家人怎么办？他们也被我传染了，我自作孽不可活"等，焦虑恐惧情绪将会激活我们的交感神经系统，可能促使我们的原有症状加重，甚至出现新的症状：心慌、胸闷气短、便秘、尿频等。此时，我们的焦虑恐惧会被无限放大，从而陷入焦虑恐惧的恶性循环中。

第二节　疑似患者的常见心理或精神问题

疑似患者面临在被告知病情时，往往会经历艰难的心理应对过程，在确诊前会出现焦虑、恐惧、烦躁、愤怒、悲伤绝望、攻击、被动攻击、麻木等心理行为反应，这是我们在面对危险或压力时的正常心理反应过程。在生物—心理—社会的综合模型下，基于不同的人格特点、应对方式及心理防御机制、社会支持资源的利用、情绪状态、认知特点，不同的人会采用不同的应对方式，出现不同的心理行为表现，严重者有可能出现一系列的心理或精神问题。下面就此进行介绍，以帮助疑似患者及时察觉自身精神心理状态，提示自己及时调适心态，或及时寻求精神心理专业人员帮助。

一、急性应激反应

应激是指个体针对意识到的重大变化或威胁而产生的身心整体性调适反应，虽然尚未确诊新型冠状病毒感染，但疑似相对来讲存在较大的感染风险，对于一些个体同样称得上是一种应激。人类的心理特点决定了每个人遇到这种情况都会经历类似的应激反应，但程度有可能不同。

1. 轻度应激反应　表现为轻度的情绪、认知和躯体症状，例如：紧张、焦虑、食欲差、腹泻、尿频、出汗、坐立不安、失眠等，对日常生活影响较小，疑似患者仍可作出理智的就医和应对措施、配合治疗。

2. 中度应激反应　可持续数小时，并明显影响人的躯体、情感和认知功能。离开险情现场一周内症状会消失。可观察到的症状有：生家人的气、在家易激惹、情绪紧张、缺乏工作动力等。此时患者需要积极地调节心态或寻求专业的心理咨询的帮助。

3. 重度应激反应　严重影响工作和个人职责的完成，有可能出现一系列的精神病性症状，此时需尽早进行精神科的治疗，以免病情迁延。

二、焦虑、强迫、疑病状态

在疑似病情的影响下，患者可能出现明显的焦虑、恐惧等症状，具体表现如下：

1. 急性焦虑发作　这是一种突如其来的惊恐体验，表现为严重的窒息感、濒死感和精神失控感。疑似患者可能出现突发的紧张、胸闷、心慌、濒死感等表现，此症状往往持续时间较短，一般为几分钟到半小时。

2. 慢性焦虑　以慢性持续的缺乏明确对象和具体内容的显著紧张不安和担心，伴有自主神经功能兴奋和过分警觉为特征。疑似患者可能会担心各种事情和糟糕的结果，比如：可能会设想自己患病后的各种糟糕结果，感到惶惶不可终日。

3. 强迫症状　疑似患者因担心患病或影响他人，有可能会出现一系列强迫症状，如怕脏、反复思考、反复清洗等。

4. 疑病症状　在疑似患者中可能有一部分经检验结果为阴性，但患者仍担心或相信自己感染了新型冠状病毒而反复就医检查，尽管经反复医学检查显示阴性且医生给予没有相应疾病的医学解释，也不能打消其顾虑。

上述情况严重时，应及时寻求精神心理科干预。

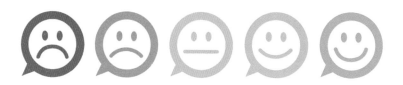

三、各类严重精神病性症状

当受到严重精神打击时，部分疑似患者有可能出现更严重的精神症状，包括精神运动性兴奋、重度抑郁、幻觉妄想状态等，此时他们有可能出现绝望自伤念头、冲动攻击行为等，往往失去自我调节和自我照顾的能力，需要身边的照料者及医务人员及时识别，并寻求精神科专业治疗，从而避免不良事件的发生，帮助患者尽快康复。

第三节　疑似患者的心理自助与疏导

在病毒肆虐的特殊时期，疑似患者人群在承受身体不适的同时，也因为对疾病的不确定，对健康的担忧，对死亡的恐惧，会有各种各样的负性情绪反应，那么如何来应对这些压力，让自己能更智慧地恢复身体健康？

1. 正常作息，保证饮食和睡眠，若有潜在接触史，积极就诊，自我隔离。

2. 觉察自己的内心　"新型冠状病毒感染的肺炎"相关的爆炸信息激流，对我们产生了巨大的焦虑感和无力感。对于疑似患者人群，更需要的是放下手机，适当地与网络保持距离，留出足够的时间去倾听自己内心的声音，去觉察自己的情绪。可以通过以下的自我对话进行内心的自我觉察和探索：

此时此刻，我是什么样的心情？我很担心？我很害怕？我很愤怒？还是我很难过？

我很担心，那我是在担心什么？我很害怕，我在害怕什么？

如果用一幅画代表我现在的情绪会是什么？如果用一首歌曲又会是什么？

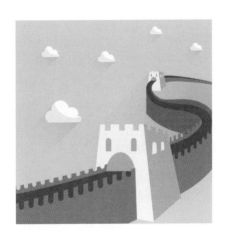

3. 自我情绪调节，放松减压　当我们开始去觉察自己的情绪时，我们会发现在不断刷手机、坐立不安、烦躁易怒的背后可能是我们对病毒的恐惧，对自身健康的担心，对未来的不确定，对他人、对社会的愤怒，

面对我们的焦虑恐惧和愤怒，我们可以做什么？最好的应对策略是去接纳我们的焦虑恐惧和愤怒，这些情绪是我们在面对压力/危险时的正常反应，适度的焦虑有助于提高我们的警觉水平，有利于我们个体的生存和创造。如果焦虑、恐惧超过一定水平，影响到我们的生活，那我们可能需要进行情绪调节，以下是有助情绪调节的小技巧：

（1）觉察情绪及想法，建立友善的自我对话。我们的焦虑恐惧，很多时候和我们的灾难化想法有关，面对疫情时，我们的生存本能会让我们不由自主地出现很多闯入性的担忧和联想："我被传染上新型冠状病毒感染的肺炎了，我会不会死？我的家人怎么办？他们也被我传染了，我自作孽不可活"等。这个时候也许我们需要去问一问自己："我的想法符合现实吗？""如果不符合，那符合现实的想法是什么？支持和反对这个想法的证据是什么？除了我现在想到的可能，还有其他的可能/解释吗？""如果我的想法符合现实，那这些想法对我有什么影响？是帮助我解决目前的困难还是让我变得更加害怕，让我束手无策，坐卧难安？如果我的朋友处于和我现在一样的处境，我会和他说什么？"

人的想法和信念对身体和心理都有很强的暗示作用，给自己一些积极的心理暗示，可帮助身体更好地恢复健康。

（2）着陆技术。如果你发现自己极度担心或焦虑，或许你可以观察你所处的环境，有什么颜色的物体？或是什么形状的物体？将注意力带回到当下，聚焦此时此刻。或许你也可以想一个你深爱的或者深爱你的人的面容，也可以哼唱你喜欢的童年歌曲，或者对着镜子给自己一个微笑。

（3）呼吸放松。每天早晚各花 3 分钟的时间尝试让自己慢下来，进行腹式呼吸，把注意力带到呼吸上，用鼻子深而短地吸气，用嘴巴非常缓慢地呼气，一边呼吸一边和自己说"随着我的每一次呼吸，我的身体很放松"。

（4）身体减压。通过改变身体的姿势来给自己的身体进行减压放松，例如：做手指操、颈部操或八段锦、瑜伽或泡个热水澡等。

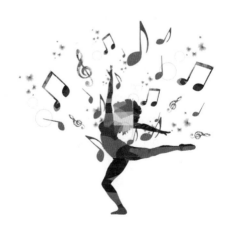

4. 享受安静的独处时光，丰富自己的生活，转移注意力 任何事情都有正反两面，疑似患者被隔离可使患者暂时远离喧嚣的人群，享受短时的独处与离别，也许可以看看想看的书和娱乐节目、听听喜欢的音乐，或者做手工、织毛衣、绘画、搭积木等。

5. 建立人际连接 虽然我们被居家隔离或留院观察，但这并不意味着我们与他人的关系也要"被隔离"。我们可以用电话、短信、微信或视频方式加强与亲友的交流。尽可能找谈得来的人交流，找能谈私人话题的人交流。与人交流即是释放，是最有效的舒缓情绪的方式，也是最重要的维持情感联系的方式。

6. 寻求专业指导 当你通过自我调节而无法缓解负性情绪，内心充满恐惧和焦虑，并影响睡眠和饮食时，建议你寻求精神科医生、心理治疗师等专业人员的帮助。

（王刚 李占江 姜长青 罗佳

唐利荣 邵啸 宋红燕）

第三章
医护及相关工作人员的心理自助与疏导

新型冠状病毒感染的肺炎疫情的心理危机干预不仅仅针对肺炎患者、疑似患者及家属，也包括所有的医护及相关工作人员，甚至社会组织、团体及机构系统。

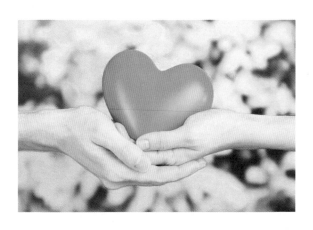

医护工作者、医疗管理人员及心理干预者与普通人一样，同样面临着被感染的危险；同时，由于与患者的近距离接触，使医护工作者有更大的风险罹患新型冠状病毒感染的肺炎；此外，他们可能还面临着经验不足、不被理解等压力，经历着与亲人分离和担忧亲人等痛苦。因此，医护及相关工作人员有着更高的风险出现情绪方面的困扰和心理方面的危机。而良好的心理状态是更好地帮助他人和应对疫情的前提：一个心理恐慌崩溃的医务人员很难有效率地为患者服务，一个恐慌被感染又怕被问责的管理者很难组织起快速有效的疫情应对，一个处于情感危机中的心理咨询人员很难去帮助另一个处于情感危机中的来访者。因此，帮助医护及相关工作人员积极进行心理自助和疏导非常重要和必要，这是打赢这场战争的重要保证。

第一节　医护及相关工作人员的心理特征

新型冠状病毒感染的肺炎疫情的突发性、不可预见性和紧迫性，致使医护及相关工作人员在心理上受到不同程度甚至强烈的冲击，有些工作人员出现心理应激反应，造成个体生理和心理功能的改变。主要表现如下：

一、心理功能变化

（一）认知方面

1. 一般表现　医护及相关工作人员持续处于过度紧张和疲劳状态时，可出现注意力不集中、记忆力减退、反应迟钝、判断和理解能力下降、自我评价低、缺乏自信、犹豫不决、作出决定困难、思维总是沉浸于疫情之中而不能自拔等。

2. 自我认识　面对疫情的持续发展，面对数量逐渐增加的患者和不断出现的死亡案例，部分医务人员容易出现挫败感、无助感，并可能深深自责，认为自己无能，自信心降低。

（二）情绪方面

1. 一般表现　面对突发疫情，出现担心害怕是必然的反应。但持续高强度的救治工作，近距离的患者接触，失去常态和平衡的生活，使一线医护工作人员心理压力更大，更容易出现恐惧、紧张焦虑、烦躁、委屈、压抑等不良情绪；还会出现悲伤沮丧、心情沉重、情绪低落等抑郁情绪；有时会表现为过分敏感，因一点小事就急躁、发脾气，甚至出现冲动行为等。

2. 过分担心害怕　可能出现过分的担心害怕，缺乏安全感，担心被感染，担心家人被感染，担心家人是否安全，害怕家人为自己担惊受怕等。

3. 其他表现　有时可出现过度亢奋，影响休息和睡眠。因为对疫情的消极认识，还会出现悲观失望、甚至绝望。

（三）行为方面

1. 一般表现　由于疫情的不断变化和持续发展，工作强度和工作量不断增加，导致许多医护工作人员身心疲惫，因此可能会出现工作质量和效率下降，不愿说话，与人交往的主动性降低，食欲降低或暴饮暴食，容易抱怨。

2. 其他表现 因过度紧张，部分医护工作人员可能出现警觉性增高，并可有惊跳反应。还可出现过度防护，如反复洗手、一遍遍消毒等。

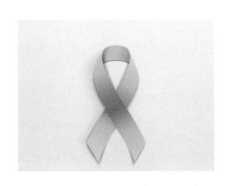

二、生理功能变化

（一）各种生理不适

1. 疼痛 由于持续高负荷工作，出现肌肉紧张度增高，全身不同部位肌肉疼痛，尤以颈肩疼痛、腰痛明显。

2. 消化功能减退 无食欲，食量减少，还可出现恶心、呕吐等。

3. 疲劳 因劳累而致疲劳感明显，少数人休息后也不能缓解。

（二）失眠

1. 入睡困难 由于过度紧张，入睡慢，甚至数小时都难以入眠。

2. 做噩梦和易惊醒　有时做噩梦，易惊醒，醒后迟迟不能入睡。

（三）自主神经功能紊乱

可出现有头晕、头痛、口干、出汗、心慌、胸闷、气短、呼吸困难、尿频、尿急、月经紊乱等自主神经功能紊乱症状。

当上述情况持续存在，程度较严重，给医护及相关工作人员造成明显痛苦，或显著影响个体的工作生活时，应考虑到心理问题甚至心理障碍的可能，需要寻求心理方面的专业服务。

第二节　医护及相关工作人员的常见心理或精神问题

一、常见心理问题

1. 担心恐惧　无论是在门诊还是在住院病房工作，都充满了感染的风险，特别是门诊患者较多，个别患者出现愤怒攻击行为，容易让医护人员产生担心和恐惧情绪。头脑里会反复出现各种担忧、回避的念头，伴随心慌、出汗、发抖等躯体症状，会出现畏惧的行为。

2. 过劳枯竭　由于疫情暴发，医护人员不够充足，不能及时轮班休息，很多医护人员不能正常休息，甚至为了节约使用隔离衣而不敢吃饭、不敢喝水、不敢上厕所。还由于休息严重不足，饮食条件较差，容易产生过劳枯竭。感到精疲力竭、情绪低落或情感淡漠、宣泄不满情绪、产生无力和无助感等。

3. 紧张焦虑 由于呼吸科、感染科医生缺乏，很多内科甚至外科医生也支援到一线抗击疫情，由于不太熟悉隔离病房环境，也不熟悉某些仪器设备的使用，加上新型冠状病毒感染的肺炎尚未找到特效药物和其他有效治疗方法，在病房或门诊遇到难治患者或者危重患者时，会产生紧张焦虑感，甚至手足无措。

4. 委屈无助 由于疫情发展迅猛，发热患者太多，病床不能满足需求，只能安排居家隔离观察，当门诊医护人员遇到症状比较严重而无法住院的患者，或者患者对医院检查、确诊不及时而发泄不满时，医护人员容易产生委屈和无助的情绪。

5. 挫败自责 由于病毒感染患者身体基础条件差，有的患者年老多病，当治疗无效，患者病情迅速发展，导致死亡时；或者由于隔离操作不当而感染病毒，甚至传染给同事时，会产生严重的自责心理。

6. 激动亢奋 当外地援助医护人员到达疫区接替轮岗医护人员时，或首次进入发热门诊或隔离病房时，由于看到大量患者需要救治，容易产生应激，激动亢奋，难以休息，不能正常睡觉。

7. 抑郁悲伤　当患者治疗无效，病情不断加重时；当看到患者去世、家属悲痛时；当听说亲友感染而自己不能帮助时；当疫情发展迅猛，大量新的患者不断涌现时，会产生无助和悲伤感，甚至抑郁情绪。

8. 压抑愤怒　由于在疫情暴发期，情况变化无常。压抑的情绪不能释放，就可能在某些情况下突然暴发，宣泄情绪。

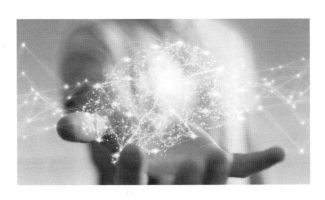

二、常见精神问题

1. 急性应激反应　往往发生于平时正常的个体突然遇到应激事件或其环境突然发生巨大变化，或者发生于灾害幸存者。可以表现为焦虑状态、抑郁状态或恐惧状态，往往伴有定向问题、身体不适、睡眠问题等多种问题。

住院医师小 W 原来在心内科工作，疫情暴发以后，由于医院感染科医护人员严重不足，为了替换值班十几天的感染科医生，医院临时抽调他进入感染科隔离病房。小 W 进入隔离病房以后，开始很是紧张，总是担心自己被感染，有时候感到失去方向感，思维变得缓慢，注意力不能集中，产生抑郁情绪，有时还会对患者或同事发火，发火后又产生内疚感、自责，无法做治疗决定，觉得自己什么也做不了，完全无用。还伴有睡眠问题，难以入睡。身体有时会不自主发抖，伴有头痛、胃肠道不适感等。这实际上是因为突然换到隔离病房环境，而产生的急性应激反应。

2. 急性应激障碍　是在受到严重的精神刺激后几分钟或几小时内所产生的一过性的精神恍惚、茫然或哭喊、乱跑或晕倒、表情麻木。数天或 1 周内可缓解，最长不超过 1 个月。

3. 创伤后应激反应　指个体经历、目睹或遭遇到一个或多个危及自身或他人生命，或受到死亡威胁，或严重受伤，或躯体完整性受到威胁后，所导致的个体持续存在或延迟出现的精神障碍。主要表现为三类症状：①重新体验：表现为头脑里不自主地闪现与创伤有关的情境或内容，甚至感觉创伤性事件好像再次发生一样；②回避和麻木：主要表现为长期回避与创伤有关的事件或情境，回避创伤的地点或有关的人或事，有些患者甚至出现选择性遗忘，不能回忆起与创伤有关的事件细节；③警觉性增高：主要表现为过度警觉、容易被惊吓，可伴有注意力不集中、激惹性增高及焦虑情绪。

护士小Z在隔离病房工作的时候，接待了一位确诊新型冠状病毒感染的肺炎的男性中年患者，情绪比较激惹，住院以后对治疗效果不满意，对医护有意见，有一次小Z进入病房给患者打针时，患者突然扯住护士隔离衣，大声喊叫"你们为啥穿着隔离衣，我都是被别人感染的，我要死了!"小Z快速挣扎着逃离病房，但是止不住全身发抖，刚才一幕不断在脑海闪现，不敢再进入这间病房，而且出现晚上做噩梦，白天容易被惊吓，注意力不能集中，难以持续工作，持续数日仍然不能缓解。这就是所谓的创伤后应激障碍。

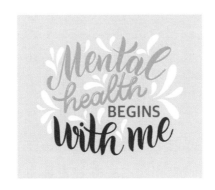

第三节 医护及相关工作人员的心理自助与疏导

医务人员可以相互支持、鼓励，积极自助，学习自我关爱的知识，听取与心理健康相关的音频、视频，有效管理情绪，保持良好的心理状态，提升工作效能。

一、认知调整

由于疫情发展迅猛，高强度、高负荷的工作压力和不断出现的危重病例，容易使医务人员产生悲观情绪、无助感、自责感，致使自信心降低，其结果不仅给个人带来沉重的心理压力，同时也降低了医疗救治的工作质量与效率。所以在特殊时期尽快调整心态、保持良好的工作状态是医务人员心理自助的重要内容。

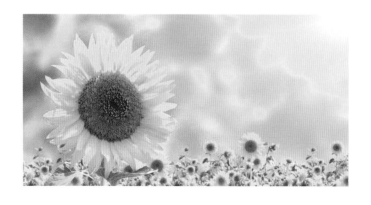

医学不是万能的，接受不完美和失败是医务人员应该保持的客观认知。疫情控制和患者的医疗救治很多时候不是由医生个人能力决定的，还会受到很多其他因素的影响。医护人员应该学会接纳自己的工作能力和表现，做力所能及的事情，避免过度苛责自己，只要尽最大努力去救治患者，无论成功与失败，都应该坦然面对，保持心态平和。

二、放松训练

（一）肌肉放松训练

最常用的是渐进式的肌肉放松训练，通过循序渐进地放松每组肌肉群，最后使全身达到放松状态。

1. 现在，开始放松练习，放慢你的呼吸，吸——呼——吸——呼，做一次深而长的吸气，保持吸气几秒钟，然后慢慢呼出来，此时想象自己的身体变得越来越沉重，慢慢地陷进椅子里……保持好呼吸的节律，你感受到了身体放松的感觉……呼气时，可口中默念"放松、放松、放松……"连续这样呼吸持续 2~3 分钟。

（念一次）

2. 现在，开始紧张和放松你身体的肌肉……把注意力集中到你的足部……紧张足部和踝部的肌肉，把脚趾跷向你的头部……慢慢拉紧你的肌肉……感受到了足部和踝部的紧张感……保持一会儿这种感觉……

现在，开始慢慢地放松……让你的足部松软和垂下……感受到了足踝部放松的感觉……感觉紧张从你的足部慢慢地流走……你的足部向两侧倒下，并变得越来越沉重……想象它们重得正慢慢陷进床里……越来越放松……越来越沉重，越来越放松……

（重复一次）

3. 现在，把注意力集中到你的小腿上……紧张小腿部的肌肉，抬起小腿放在你的面前，体会紧张的感觉……慢慢地拉紧你的肌肉……感受到了小腿部紧张的感觉……保持一会儿这种感觉……现在，开始慢慢地放松……让你的足部松软和垂下，让小腿变得松软和沉重……感受到了小腿放松的感觉……感到紧张从你的足部慢慢地流走……你的小腿变得沉重、松软无力……想象小腿和足部重得正慢慢陷进床里……它们越来越放松……越来越沉重，越来越放松……

（重复一次）

4. 现在，把注意力集中到你的大腿上……尽可能地把大腿靠在一起，紧张大腿部的肌肉……感受到了大腿部的紧张感觉……保持一会儿这种感觉……现在，让大腿放松地分开……感受到了大腿部的放松感觉……感到紧张从你的大腿部慢慢地流走……你的双腿变得又沉又软……你的大腿变得沉重……你的小腿变得沉重……

你的足部变得沉重……想象紧张正从你的腿部流走……感到了腿部的无力和放松……想象它们重得正慢慢陷进床里……放松的感觉从你的足部扩散开来……扩散到了你的小腿和大腿……一直到你的臀部和腰部……

（重复一次）

5. 现在，尽力把你的臀部并在一起，紧张你的臀部和腰部的肌肉……慢慢地弓起你的背部……感受到了紧张的感觉……保持这种感觉一会儿……现在把你的臀部分开……放松臀部和背部的肌肉……让你的背部靠在椅背上……感受到了肌肉放松的感觉……它们越来越沉重……越来越放松……越来越沉重……你的臀部非常放松……你的腿非常放松……你的足部非常沉重……紧张正从你的身上流走……

（重复一次）

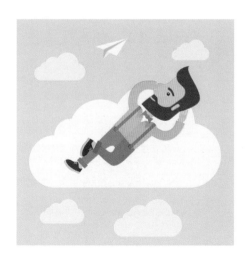

6. 现在，紧张你的胃部和胸部的肌肉，想象你的胃部将受到拳头的打击，而你做好迎击的准备……做一次深长的吸气，保持吸气，收缩你的胃部，并感受到了紧张的感觉……感到你胸部的肌肉紧张，并变得刚硬……保持这种感觉一会儿……现在慢慢地呼气，放松肌肉，恢复原状……感到胃部的肌肉变得放松……感到胸部的肌肉变得放松……当你的呼吸均匀和平缓时，你的胸腹部必须随着呼吸而轻微地起伏和下降……让你的呼吸变得十分有节奏和非常地放松。

（重复一次）

7. 现在，把注意力集中到你的双手和臂上……慢慢弯曲手指并紧握起拳头……体会这种紧张的感觉……在握紧拳头的同时，紧张手臂挺直地放在你的面前……体会双手、前臂和上臂的紧张感……保持这种感觉一会儿……现在开始放松肌肉……慢慢地让双臂垂落在你的身旁，想象紧张正从你的手臂流走……离开了你的上臂……离开了你的前臂……离开了你的双手……你的手臂变得沉重和柔软……你的手臂变得无力和放松……

（重复一次）

8. 现在，把注意力集中在你的肩膀上……耸起你的双肩尽量靠向耳朵，并拉向脊柱……体会紧张的感觉通过你的肩膀传向颈部……把你的后脑略微倾向后方，紧张颈部的肌肉……保持这种感觉一会儿……现在开始放松肩膀的肌肉……向前垂下你的头部……让你的肩膀垂下来……更进一步让你的肩膀垂下来……感到紧张慢慢地从你的颈部和肩部流走……感到你的肌肉变得越来越放松，越来越沉重……你的颈部十分柔软无力，你的肩膀十分沉重……

（重复一次）

9. 现在，把注意力集中在你的面部肌肉……先集中注意力在前额……尽可能地皱起前额……保持一会儿这种紧张感觉，并把注意力集中在你的面颊……咬紧牙关，使面颊部的肌肉紧张……体会到了面颊部肌肉的紧张感……体会到整个面部肌肉的紧张感……紧张通过了你的前额……你的双眼……你的面颊……现在开始放松……放松你的前额和面颊……感到肌肉正在松弛下来……感到紧张慢慢地从你的前额和面颊流走……你的前额变得光滑和放松……你的面颊变得沉重和放松……想象紧张离开了你的面部……离开了你的颈部……离开了你的肩膀……感到了你的头部、颈部和肩膀肌肉十分沉重，十分放松……

（重复一次）

10. 现在，把注意力集中在你的全身……你的全身感到沉重和放松……让紧张从你的全身离开……想象紧张全部都离开了你的全身……你感受到了平静，甚至听到了呼吸的声音……你的双手、双腿和头部感到舒适的沉重……重得动也动不了……这是一种放松的感觉。

当你的脑子出现各种想法时，不要抗拒它们……而要接受和认识它们，让它们自由地翱翔……

11. 现在，我要从 4 倒数至 1……当我数到 1 时，请你睁开双眼，眼睛睁开后要继续坐 1~2 分钟才可以移动身体……

好的，开始——4 开始感到有些清醒……3 请做好开始运动身体的准备……2 意识到了周围的环境……1 请睁开双眼，感到十分放松和清醒。

（二）呼吸调整

1. 一只手放在胸部，另一只手放在腹部。

2. 通过鼻子吸气，让你的胃部鼓起来（鼓肚子），这意味着你用全肺呼吸。尽量使上胸部活动最少，保持缓慢的吸气。

3. 缓慢、均匀地将废气从鼻子呼出。

4. 重复几次，保持一定的节律。一分钟以 8~12 次呼吸为宜（一次呼气和吸气算作一次完整的呼吸）。初练时，可能无法熟练判断节律，因此应该练习估计

5~7秒钟为一次呼吸的周期。

5. 不能快速深呼吸。

三、情绪调节

不良情绪有害健康，应采用正确的途径和方式调节情绪。

1. 表达情绪　可以通过写日记，将近期的事件和自己的感受记录下来，擅长或者喜爱绘画的朋友也可以通过绘画的方式表达自己的情绪。

2. 倾诉　可以向同事、家人、亲友尽情表达内心的感受，获取心理支持。

3. 寻求专业帮助　当无法进行自身调节，或出现严重情况时，需要及时寻求专业人员的帮助。

（史杰　方新　祝卓宏　刘靖　唐登华）

第四章
密切接触者的心理自助与疏导

得知自己是新型冠状病毒感染的肺炎患者密切接触者，对个体心理的影响将是多方面的。他们不像普通大众，仅仅是对未知的恐惧。这些人是实打实的、赤裸裸面对疫情的人，并且由于该病潜伏期较长，防护意识不足，他们是比医护人员更易被传染、也是更有可能传染他人的群体。

第一节　密切接触者的心理特征

W 女士的丈夫被确诊为新型冠状病毒感染的肺炎，W 女士说："得知我丈夫确诊的那一刻，我像是拿到了最终审判书一般，被震惊得哑口无言。"随后，她的心理活动就由杂乱无章变成了弥漫开来的恐惧、焦虑、懊悔和抑郁。

"他会好起来吗？他会不会死？我会不会被感染？我的孩子怎么办？早知道我们就不去疫区了"，甚至想到"我这么年轻，还不想死。"这些想法萦绕在她的脑海中挥之不去。

同时，面临着铺天盖地的信息，还有无法拜访的亲朋好友，那份釜底抽薪式的恐惧和焦躁让她无法言说。

得知自己密切接触过已经确诊的患者后，人们第一反应是自己可能也会得病。了解该病各种信息的愿望也会因此变得十分强烈，包括去医院检查、查找各种资料、向亲朋好友打听，等等。与疾病相关的各种信息都可能对他们产生巨大的心理影响。有人甚至会去相信所谓的"秘方""偏方"或者迷信巫术等。新型冠状病毒感染的肺炎患者密切接触者们最为紧缺的资源，不仅是口罩，还有科学的疾病相关信息、心理应对相关知识、支持性的环境氛围，以及自身面对疾病内心的勇气和希望。

他们中大多数人在最初的担心、焦虑甚至恐惧、绝望过后，能够平稳度过结局未知的观察期。有的还可以借这段经历学习掌握更多新的防病治病知识，提升自身心理素养，学会如何理解关爱他人。

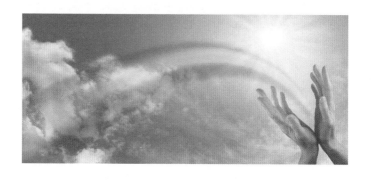

第二节 密切接触者的常见心理或精神问题

在疫情、疾病、生活、个人性格基础、工作，以及社会、人际关系等因素综合作用下，少数新型冠状病毒感染的肺炎患者密切接触者可能产生较为突出的心理或精神问题。

一、情绪变化

最突出的情绪变化是恐惧和焦虑。担心自己染病，甚至整日坐立不安；反复回忆与患者接触时的细节；懊悔自己的疏忽，或者责怪患者或其他人；过分关注自身状况变化，对身体出现的任何变化或不适都感到惊慌失措，甚至继发性地出现心慌气短、头晕乏力等躯体"症状"，严重时可以表现为"濒死感"等而被送去急诊。情绪问题如果持续发展未得到解决，可能出现较为持久的"疑病"表现，认为自己已经患上某种疾病（不一定是新型冠状病毒感染的肺炎），情绪也更加低落，日常兴致减退，严重者可达到抑郁障碍的程度；部分密切接触者会认为这种疾病无药可治，或者担心自己传染给子女，没尽到保护责任，或者害怕隔离解除后不被大众接受等，而出现消极自杀念头或行为；也有的可能表现为急躁易怒。随着自己担心的"被感染"问题得到排除或者彻底解决，绝大多数人的情绪困扰都会自动消失。极少数人会持续存在焦虑抑郁等症状。

二、认知变化

在焦虑抑郁情绪支配下，看待事物的"心态"也会发生扭曲，比如：认知范围变狭窄，容易专注于跟自身担心的"患病"等相关的内容，病急乱投医，相信各种防病"偏方"，甚至迷信，严重者为此钻牛角尖难以自拔，虽多次排除诊断仍不肯相信，到处"求治"；不再关心周围环境中的其他事物，过度关注消极后果或者不好的信息；外界发生的任何与其关注点有关的事，都极易令其"对号入座"。也有个别人潜意识里否认危险的存在，认为自己身体好、有抵抗力，不可能感染新型冠状病毒感染的肺炎，即使感染了也会扛过去，从而不遵守隔离制度和管理规定，不注意自我防护而到处乱窜。同样，随着自身担心疾病警报的解除，大多数人会逐步恢复到正常思维和认知状态。

三、行为变化

脆弱者可能在巨大心理压力下早期出现茫然、发呆等行为抑制反应；在焦虑、疑病情绪支配下可能出现过分清洁、消毒，到处打听疾病相关信息，甚至四处就医等；在抑郁情绪支配下可能出现日常活动减少、不愿与人交往、个人生活疏懒等行为抑制表现。也有人因愤怒情绪而抱怨和迁怒他人，表现为不配合隔离观察、与医护人员关系紧张，甚至可伴有冲动攻击行为。极少数人在面对亲友患病的打击下，可能采用饮酒、大量吸烟、胡乱吃药等来消除恐惧感。

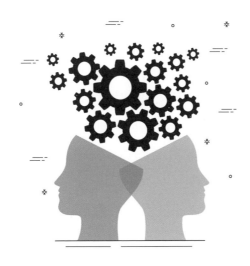

第三节　密切接触者的心理自助与疏导

　　针对确诊病例密切接触者所出现的一系列心理行为困扰，预防或自助的原则，是在做好自身和对他人的防护的前提下，努力掌握疾病及心理相关的科学的信息和知识、培养积极和乐观的心态、主动转移注意力或寻求支持，并服从疫情防控大局安排。具体措施如下：

1. 相信现代科学，增强对政府和医护人员的信任感，遵循隔离或观察的相关要求，做好日常生活调整的充分准备。

2. 了解自己染病或者被排除的各种可能结局，做好相应的思想准备。事实上应激情绪是人类面对危机时的自然反应，其在一定程度上让个体较好的应对或回避危机事件，我们无须因为产生了焦虑、抑郁等应激情绪反应而觉得自责和自我贬低，那是人类心理正常功能的体现，我们需要接纳这些情绪的出现。

3. 培养从不同角度理解事物的能力。由于接触患者而被隔离观察本身只是一个事件，但不一定就是坏事，我们其实可以将其利用和转化。自己被隔离带来了哪些积极变化呢？是否使自己和家人待在一起的时间变长了呢？是不是因为不得不在家，内心变得明确且踏实了呢？想象自己过去是否遇到相似的困难，当时是如何走出困境的？那时的困难给了你哪些积极变化？这些问题都可以试着思考一下。

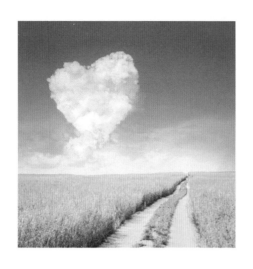

4. 在尚未确定的现实情况下，保持坦然的心态，规律生活，加强休息，提升身体抵抗力。在充分了解疾病相关知识和信息后，尽量不要再反复或者过分地去寻求额外的信息，努力减少与之有关的信息负荷。维持日常的作息和兴趣爱好，可以适当增加一些兴趣活动，如体育锻炼、唱歌、玩游戏等。

5. 在不增加心理负担的前提下，积极寻求心理支持和专业帮助，比如拨打心理热线电话等。可以通过"健康中国"、"12320"、省级健康平台、心理危机干预热线和多种线上手段获得心理咨询帮助。如果发现自己已经出现严重心理问题无法自行解决，应及时去专业机构诊治。

6. 对于较为严重的焦虑、抑郁等问题，经过评估后可以进行专业的疏导，包括认知行为矫正、放松疗法、正念冥想、森田或内观疗法、团体心理治疗（对有相同问题的多人）等。

7. 已经明确诊断为焦虑、抑郁、疑病等障碍者，应当在专科医疗机构接受治疗，除心理干预外，可能还需要相应药物干预，包括各类抗焦虑药物、抗抑郁药物等。

（李强　谢斌　孟祥寒）

第五章
不愿公开就医者的心理自助与疏导

在疾病流行期间不同程度上出现了民众否认患病、忌讳就医、不愿意公开就医、拒绝就医、就医后依从性差等现象，不仅增加了患病或传染的风险，延误了防范与治疗，还人为增加了统计、防疫、治疗等难度。

第一节　不愿公开就医者的心理特征

一、恐惧心理

此次疫情的突然出现，尤其是现代通信技术发展迅速，各种文字、影像等多媒体信息一时间出现，在感官上对人们产生了强烈的冲击，其中某些画面足以对民众的内心产生强烈的震撼，从而心生恐惧。

在这种情况下，一是害怕就医反而带来更严重的后果。有些人即使知道自己或家人发热了，出现症状了，由于害怕在医院就医过程中，反而被病毒感染，因此宁愿心存侥幸，先相信自己或家人没有被新型冠状病毒感染。其实有些人的发热症状，可能确实是普通感冒或一般性的炎症引起的，不就医也可自愈。可一旦感染了新型冠状病毒，不及时就医，从而延误治疗，既传染别人，又贻害自身。

二是害怕就医后自己或家人被隔离，给自己或家人带来无法弥补的损失。有些人出现发热等症状，担心就医后自己或家人被隔离，严重影响生活，要么家中有老人、孩子需要照顾，要么近期已经安排了重要的事情，要么早已订好了机票、酒店，准备春节外出旅游，一旦被隔离，这些都无法实现了。

三是害怕就医后给自己带来的负面影响。疫情当前，人们谈病色变，避而不及。有些人担心自己或家人就医，无论是否被确诊感染新型冠状病毒，都会受到别人的歧视，产生不利影响。

一般这些人都听不进去别人的安慰，情绪非常敌视，总是怀疑被误诊，总以为意外可能会发生在他们的身上。

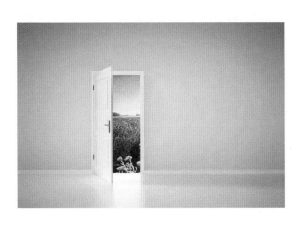

二、盲目自信、抱持侥幸心理

在否认患病、忌讳就医、不愿意公开就医、拒绝就医、就医后依从性差等现象中，有些人是典型的盲目自信，否认或抱持侥幸心理。在缺乏医学常识，对新型冠状病毒一无所知的前提下，盲目认为自己及家人向来身体好，目前又没有明确接触史，应该不会被新型冠状病毒感染，因此即使自己或家人出现了发热、咳嗽等症状也认为这只是一般感冒发热，甚至在明确诊断的情况下，宁可采用不科学的方法去治疗，也不到正规医院接受正规治疗，因此可能延误了时机，没有早发现、早隔离、早治疗，甚至造成家庭聚集式传播。

三、病耻感、自罪感

有些人存在对疾病的耻辱感和自罪感，使得他们不敢也不愿意主动、公开就医。有些人感染了新型冠状病毒，从归因上归结于自己的某些错误，是遭了报应，甚至是犯了罪。有些人从认知上认为感染了新型冠状病毒，这是非常可耻的事，丢人的事，认为患病了别人会指责自己、笑话自己等。正是由于这些不正确的认知，从而导致了行为上的否认患病、忌讳就医、不愿意公开就医、拒绝就医、就医后依从性差等现象。

四、缺乏信任感

有些人对国家、对政府、对社会机构（医疗机构）、对他人严重缺乏信任感。受个别事件、个别人的案例影响，有些人负性情绪爆满，认为大难当头，人人为己，哪有人会舍己救人，哪有人会为他人着想，由于相关专业知识匮乏，产生对医护人员不信任感和抵触感，认为去就医也得不到很好的救治，还会被耽误、被误诊误治，甚至受到严重的伤害。

五、人格因素

有些人属于偏执人格，有些人属于反社会人格，有些人属于边缘人格等，由于人格的原因，他们不愿意接受正确的认知，不听从政府的指导，不遵守防范要求。此类人群思维出现明显的偏执和绝对化、灾难化，难以听从别人的意见，变得敏感、多疑；注意力下降，对疾病进行否认；对家人或其他人要求苛刻，对社会不信任，对生命觉得不公平。容易出现冲动行为，表现为谩骂他人、侮辱他人、违反规则等。

六、其他因素

有人因隐私问题，不愿意或不便公开自己的个人信息。有人认为就医可能给自己带来不必要的麻烦。有人认为医院人满为患，一去就耽误半天甚至一整天的时间，得不偿失。

第二节　不愿公开就医者的常见心理或精神问题

不愿公开就医的人群主要担心自己如果去就医可能会被误诊、隔离；担心如果自己并非新型冠状病毒感染可能会因进医院就医而被感染；即便出现症状，也不愿承认和面对，担心被确诊，否认疾病；担心就医后被他人知道或确诊后的病耻感等。鉴于此，该类人群常会出现以下心理或精神问题：

一、焦虑反应

主要表现为对未知过度担心，提心吊胆，惶恐不安，对外界刺激敏感，注意力难以集中，易受干扰，难以入睡、睡中易惊醒，情绪不稳定，爱发脾气、烦躁易怒，心神不安、坐卧不宁，有失控感，有的出现出汗、心跳加快、口干、胃部不适、胸闷气短等神经功能紊乱的表现。

二、强迫性反应

主要表现为对身体过分关注，出现强迫性思维，不受控制地反复想就医可能产生的消极后果，为此感到非常痛苦；出现强迫行为，因为怕受感染而反复洗手、强迫检查、反复消毒家具与生活环境等，这些症状常伴随着焦虑情绪反复出现；出现回避行为，如生病不去医院就医。

三、抑郁状态

主要表现为情绪低落，忧心忡忡，郁郁寡欢，唉声叹气，高兴不起来，感到孤独、绝望、无助，缺乏兴趣，反应迟钝，不愿与人交往，生活被动，言语减少，难以入睡或早醒，有的人睡眠增多，食欲下降，性欲减退，精力下降等，躲藏在自己的世界当中，有的甚至出现自杀的想法。

四、睡眠问题

主要表现为入睡困难，睡眠不深，易醒和早醒，醒后再入睡困难，严重者可发展为睡眠障碍。

五、躯体忧虑

主要表现为不去医院，自己在家反复量体温，喝水（热水），然后体温增加（喝热水后量体温，体温会增高），感到无力、疲乏、没有食欲、胸闷、憋气等，导致发热。有基础疾病的人群还可能加重基础疾病的症状和引起复发。

六、酗酒或物质滥用

主要表现为饮酒、大量吸烟和服用抗精神病药物。这是很多人帮助自己应对疫情心理应激的常见方法，虽然可能短暂有效，但由此也会带来饮酒成瘾或物质依赖等一系列心理问题。

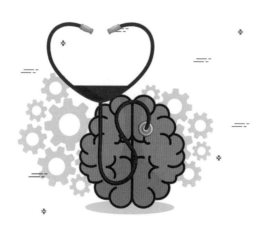

第三节　不愿公开就医者的心理自助与疏导

针对这一类人群心理特点及容易出现的各类心理情绪问题，可采用以下的心理自助干预方法。

一、获取科学信息，缓解恐慌

了解情况，获取信息是人面临危险、威胁的自然反应，因为我们想要对自己的处境有所掌控，增加安全感。目前情况下，大家关心的信息有两类：一是新型冠状病毒感染的肺炎相关知识，二是疫情发展情况。但问题就在于，我们身处信息发达的互联网时代，能够接收的信息、知识来源太多，甚至出现很多谣言和耸人听闻的信息，这本身会造成或加重恐慌和压力。这样的恐慌，可能会导致我们真的出现相关症状时，也不愿就诊，否认疾病，过度担心，这其实是因浏览了过多的负面信息，出现了对于新型冠状病毒感染的肺炎的"灾难化"解读。

针对这样的情况有三点建议，一是减少接触或获取有关灾难的信息，尤其是悲惨的或惨痛的画面信息，防止灾难给我们带来更大的恐慌；二是找可靠的信息源，比如医疗机构、专业组织、政府机关发布的，我们可以从电视和网络中获取足够的一线官方报道；三是要调动自己的知识或常识去判断信息和知识的正确性或可靠性。

二、理性对待疾病，及早就医

当身体生病的时候，是需要更专业人员的指导和治疗的。单纯否认疾病的发生并不能促进问题的解决，反而会让疾病恶化。如果存在实际困难无法到当地医院就诊，也可以在专业的医疗平台通过视频、语音和文字方式进行求助，听从医嘱。如果情况需要，还是建议到医院完善相关检查，确定诊断。

及时就诊，能够有更多的机会得到专业指导建议，对于疾病治疗，身体康复，家人安全都更有实际的帮助。

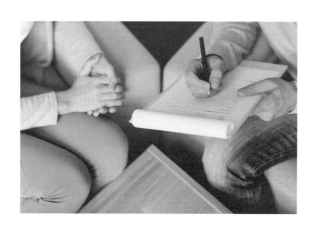

三、减轻内疚、自责和病耻感

新型冠状病毒感染的肺炎疫情暴发后，患者会感染其他人，其内心也承担着巨大的压力，感到自责、内疚、羞耻，不愿就医。

但事实上，在疫情开始的时候，我们绝大部分人无法判断疫情的严重程度。当我们被感染疾病甚至无意成为传播者的时候，我们同样也是受害者。我们不是这场疾病的始作俑者，所以无需过分自责、内疚。另外，我们得了病就应该需要休息，需要专业的指导和治疗，这是很正常的。

四、调节情绪和压力

1. 识别和接纳当下的情绪　在重大疫情下，人们处于应激状态，往往会出现各种各样的情绪，常见的情绪包括恐慌、担心、焦虑、猜疑、愤怒、攻击冲动等，适度的情绪压力是有好处的，可以帮助我们识别和远离危险，但过度的负性情绪会有损我们的健康；无论你有了什么情绪，这些都属于你正常的心理反应。理解这些情绪在当前情况下都是正常的，识别和接受自己的这些情绪，不要否认和排斥它们，才能更好地管理自己的情绪而避免被情绪所控制。

2. 寻找和利用资源　这包括外在资源，比如：国家层面提供的帮助和所在地区机构和社区层面的资源，包括通过正规途径和权威部门发布的信息等，以及家人和朋友的支持，化被动为主动，保持和家人的及时联系，从社会和家人的支持中汲取温暖和力量。也包括内在资源，比如：之前自己曾经应对各种危机事件的经历和经验；也包括我们内心里的希望和力量，灾难都是会过去的，现在只是在这个解决困难的过程中。

3. 尝试放松自己　可以尝试放松训练——腹式呼吸。在感觉压力的时候，试着调整呼吸，可以把手放在肚子上，用从 1 数到 3 的时间，慢慢地用鼻子吸气，让腹部用力，感受肚子慢慢鼓起来。然后，再专注地让腹部慢慢回落，慢慢地呼出这口气，同时再从 1 数到 5。每次 10 分钟左右，可以帮助有效减压。也可以做些能让自己感觉好的事情，不管是看电视节目、看书、听音乐、运动、玩游戏，适当与网络进行"隔离"，将自己的注意力转移到能让自己更舒适的活动上，然后放松下来。

4. 维持正常、规律、健康的生活作息，适量运动　正常、规律、健康的生活作息非常重要，适当休息，尽量保持生活的稳定性。合理安排饮食，多喝水、保证新鲜水果、蔬菜摄入、将肉蛋鱼奶等动物性食物加热熟透，保持适度、适合自己的体育锻炼活动。有氧运动可以加强新陈代谢，提高自身免疫力，还能降低精神压力，疏泄负能量，产生积极的自我感觉。

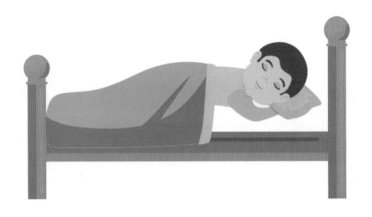

5. 寻求专业人士的帮助　如果负性情绪过于强烈，以至于影响到正常生活，身心受到严重影响时，可寻求专业的心理援助，目前网络和电话咨询是比较可行又安全的方式，可留意当地心理干预的网络平台和热线电话。

（马辛　郭勇　西英俊　马云）

第六章
普通大众的心理自助与疏导

　　相比前几章里的群体，没有与患者密切接触的普通大众，看起来是在疫情中最幸运的群体，但这些人也会因为正常的生活规律受到影响、看到太多跟疫情相关的信息，而有可能产生不恰当的认知，从而出现一些焦虑恐慌、愤怒情绪、低落抑郁的情绪症状，甚至睡眠不良、行为退缩等行为方面的症状；如果自身本来就是体弱、易患病者，这些症状可能会更严重；当然，与之完全相反的盲目乐观也不是最佳反应。

　　为了预防不良心理反应的出现，我们应当正确认识自己的心境反应，以恰当心态对待疫情信息，积极和相关人士展开沟通，维持稳定健康的生活方式。如果自己目前的情绪已经影响到了生活，可以利用积极联想、放松训练、正确宣泄、调整认知、建立价值感等方法来调节，或寻求专业心理支持。

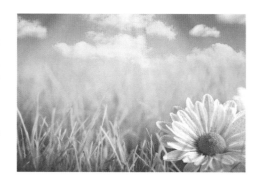

第一节 普通大众的心理特征

一、身心健康状况不佳的群体

> 小W身体体质不好，容易生病，抵抗力差，面对疫情，觉得自己更容易被感染，而对自己的健康安全感到忧虑，睡不好，吃不下，情绪沮丧恐惧，对抗击疫情感到没有信心，不知道什么时候能结束；又觉得"反正我总会生病"，预防也没有什么意义，感到无望。

如果一个人本身体质不太好，容易生病，那么在疫情面前，就可能对自己身体的抵抗力比较没有信心，甚至在先前反复生病的过程中，出现习得性无助，认为自己面对当前疫情完全无能为力，感到无助和抑郁，认为自己很糟糕，也没有动力做出预防措施。

而处于无助抑郁的心态中且不做预防措施，又可能让易感群体在此时容易患病，即便不是新型冠状病毒感染的肺炎，也可能患上其他病症，如流感，而生病又让这些人进入恶性循环。

二、从疫区回来的健康群体

如果一个人对自己所处的情境感觉失去控制，人就会感到压力，而不可预测性的情境就会大大增加人的应激反应。在疫情尚未得到完全控制前，形势随时都会有变化，都有很多不确定性，随之而来的是很多风险，每个人的控制感都会下降。

在应激反应出现时人会感到威胁，可是这种威胁的性质是什么呢？在日常生活中感到威胁并不意味着人生命真正处于危险之中，而是与控制感有密切的关系。在他们不能控制对自身有威胁的警示，或者在他们认为自己在这种环境中失控时，就可能进入应激状态。

受威胁感带来过度焦虑和恐惧会产生躯体症状，如感到头痛、身体乏力，这些与肺炎类似的症状更让人心慌不宁，加剧负性思维，增加不良情绪。

小 Z 从疫区回来，未感染，也过了隔离期，但不相信现在专家的话，对自己身上到底有没有感染病毒感到深深不安，怕传染给家人，会很有罪恶感，头疼，身上不舒服，但不敢就医。不敢让人知道自己去过疫区，怕受到小区中有些业主的嫌弃和排斥。

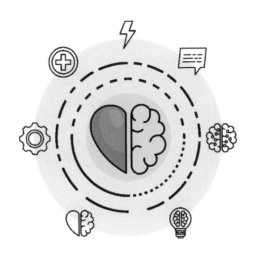

三、身边有从疫区回来人员的普通大众

> Z女士逐渐感到疫情的严重，并由开始的不关心变为非常紧张，担心自己或者家人会被传染上，而感到很焦虑。Z女士身边有从疫区回来、过了隔离期的人，但仍然觉得不放心。

从社会心理学的视角看，人们总是会划分"我们"和"他们"，区分内外不同群体，容易对"他们"产生偏见。偏见以猜忌、恐惧和仇恨为特征，而偏见又会进一步导致歧视。

偏见心理的本质是找"替罪羊"，寻求控制感。其实，对控制感的知觉很大程度上是人们的一种错觉，但是为了找到对生活的控制感，把自己身边和疫区有关系的人和物都驱赶走，让自己感到安全，就足以驱动很多人以"莫须有"为理由作出荒唐事。

四、为太多疫情信息所累的普通大众

老 L 是一名关心疫情、有社会责任感的普通大众，恨不得自己能上前线参加防疫控制工作。最近，老 L 不停搜索最新疫情信息，提醒身边的人，但在做这些事的时候，他逐渐感到精神很紧张，焦虑；不久又有种倦怠感和麻木感。

有人时刻关注疫情，情绪不自觉地卷入，感觉到高压，这是身体在为压力做准备，以帮助身体更好地应对压力。

但这些人在忍不住刷消息的同时，可能会开始莫名感到厌烦、麻木，感觉不到刷消息的意义。在短时间内，高强度地接触大量与疫情相关的负面信息，使人长期处于压力中；但自己的行为无法很快缓解疫区的困难时，人的心理资源会被很快耗光，而让人缺乏继续应对的能力，继而对压力感到麻木、共情疲劳。

第二节　普通大众的常见心理或精神问题

一、焦虑、疑病

目前，大部分群众已经认识到新型冠状病毒感染的肺炎的严重性，由于无法分辨谁是携带者，会感到难以保障自己和家人的健康，而且人们对于疫情新情况的把握往往难以达到自身需求，所以安全感急剧下降。

因此，人们出现了普遍的焦虑心理，尤其表现为特别关注身体的各种感觉，而且会将身体的各种不舒服与"新型冠状病毒感染的肺炎"联系起来，怀疑自己是否生病。很多人口罩漏了一条小缝或是偶有咳嗽，就开始怀疑自己感染了"新型冠状病毒感染的肺炎"，焦虑感更甚。还有部分人过分关注疫情的进展消息，反复查看相关内容，也加重了紧张、恐慌的情绪。

人们还可能会出现"看谁都是携带者""不敢出门、更不敢去医院""感到生活充满了不确定性"等想法。这些想法和行为可能会推动焦虑发展为恐慌，导致产生一系列盲目从众的行为，比如：过量使用消毒剂、过量吸烟饮酒，抢购囤积口罩、方便食品等。

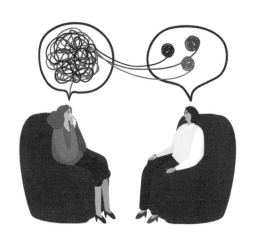

二、愤怒情绪

浏览社交媒体时，我们也往往会看到一些充满了"戾气"的文字，有些是针对那些喜欢吃"野味"的人，有些是针对基层的管理者，有些甚至针对全体疫区人员，而且下面的评论里也不乏赞同者、响应者、散播者。随病毒而来的，好像也有网络中"病毒式传播"的愤怒，在一条条未辨真伪的信息下声嘶力竭。

根据心理学上"挫折—攻击模型"，面对疫情的风险和人人自危的压力情境，油然而生的愤怒情绪其实是增强控制感、进行自我防卫的自然反应。但现在最需要做的并非把矛头指准谁，这种群体情绪，反而可能成为网络暴力的温床，甚至被有心煽动者利用。

许多谣言恰恰是针对人们的恐慌心理，诱使我们用怒火滔天的形式，过度地发泄自己的不安，而对无辜的人造成伤害。

不管是身处旋涡之中的群体，还是紧张的观望者，一味地表达愤怒都于事无补，我们更需要保持自己情绪和行为反应的冷静、克制，以"不信谣、不传谣"的心态，理性关注疫情现况。不冲动参与对当事群体的攻击，不让自己成为一部分"有心人"的帮凶。

三、低落抑郁

在自我隔离、居家不出门的过程中，也有很多人表示，自己情绪低落，甚至悲伤、绝望，对一切都似乎失去了兴趣，也难以感到愉悦。每天都十分疲劳、精神不振，也很难集中注意力或思考。在想到现在的疫情和生活时，忍不住心痛、哭泣，当疫情影响到自己工作、家庭的重要事项时，甚至会觉得一切都完了。

这样的表现可能是抑郁发作的信号，这些反应，和我们在日常生活中遭遇重大丧失时差不多。在当前的紧张疫情防控形势下，不断跳动的确诊人数、网络上传播的悲观消息，以及身边其他人传递的沮丧情绪，都可能成为压倒我们的最后一根稻草。

低落抑郁的情绪如果持续时间过长，可能导致生活规律的紊乱，比如食欲减退或猛增，体重出现明显的波动，以及连续几天失眠或睡眠过多等，长期低落的心情还可能造成机体免疫力的下降等。

四、盲目乐观

面对此次疫情，适度的乐观是必要的。但是，部分群众抱有"做了很多预防措施就不可能感染"的错误想法，产生盲目的乐观情绪，更有甚者认为事不关己、不做防护。事实上，即使采取了一定的预防措施，也不可能保证100%不被感染，更不必说不做防护的危险性。不切实际的乐观不仅会放松人们的警惕，而且会增加自己和别人感染的风险。

此外，当后续疫情蔓延的势头得到有效遏制时，人们更容易产生危机已过之感，可能放松预防措施，开始旅行、聚餐等。届时，一定不要过度乐观、麻痹大意，使疫情反扑。

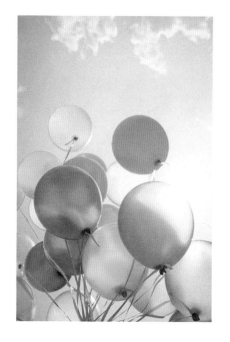

第三节 普通大众的心理自助与疏导

一、正确认识自己的心境反应

首先我们需要确认的是，传染病暴发的确会给我们带来巨大的压力，甚至造成心灵的创伤，产生一定的消极情绪是十分正常的。即使发现自己出现了一些平时不常出现的心情，也不必视之为洪水猛兽，不必对此有过多的心理负担。我们会发生这些改变都是正常的。接纳这些情绪有助于我们更好地生活、应对疫情。

不过，这并不意味着我们就可以对可能有的负面心态听之任之，要对自己的心理状况有一定的监控。我们可以关注自己是否沉浸于某种消极情绪中、难以自拔，自己对于疫情的看法、信念是否有不合理之处，自己的生活习惯、行为轨迹是否出现了不必要的过大波动。总之，将自己的状况和最有利于抗击疫情的行为模式进行比较，并及时调整。

二、恰当心态对待疫情信息

在这样的关头，更要对疫情做到"心中有数"，认真看电视节目和正规媒体关于新型冠状病毒的报道，了解病毒性质，掌握流行情况，不轻信某些传言。要相信政府公开的信息，要对政府的防疫工作保持足够的信心。也要认真了解相关的科学报道，相信科学研究对治疗疾病的根本性作用。另外，在报道越来越多的情况下，应对此事重视，但不因频繁报道而产生恐慌心理。要化恐慌为认真、科学、适度的个人防护。只要认真做好防护了，就不必再有更多的担心。

三、积极和相关人士展开沟通

当今社会，在人们选择闭门不出时，可能会感到孤独。一方面，我们可以通过电话、互联网多与家人、朋友交流，相互鼓励、沟通感情，加强心理上的相互支持；另一方面，我们也可以和有相似情况的同仁联系，尤其是疑似患者、确诊患者接触者等，在隔离观察的过程中，也可以互相倾听，建立新的连接，构建心理抗疫同盟。

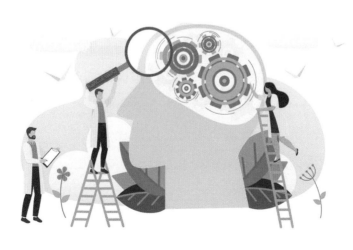

四、维持稳定健康的生活方式

虽然活动范围受到限制，我们仍要积极地看待生活，尽可能维持原有的规律作息，按照原先的节奏生活，按时起床，在家里学习、办公，按时吃饭，按时休息，让自己回到正常的生活轨迹。规律、掌控感是应对焦虑恐慌的良药，在此基础上，还要建立良好的生活和卫生习惯，注意良好的饮食，保证睡眠，不要试图通过使用烟、酒来缓解紧张情绪。

五、其他疏导方法

（一）积极联想法

主动进入冥想状况，去联想一些积极的、放松的场景，有利于改善我们的心态，甚至被证明能提高患者的免疫力。每天花 10~15 分钟进行 1~2 次积极联想，能起到比较好的作用。

我们可以回忆自己生活中欢乐美好的时光、想象世界上宁静美丽的风景，将这些积极的内容和自己联系在一起，认识到未来仍然饱含着希望。可以想象森林、溪流等生机勃勃的场景，仿佛逐渐洗刷自己的身心，驱散内心可能的阴影，让阳光普照大地。

（二）放松训练

放松练习实际上是全身肌肉逐渐紧张和放松的过

程，依次对手部、上肢、头部、下肢、双脚等各组群进行先紧的练习，最后达到全身放松的目的，让人学会如何抱持松弛的感觉。

首先，要进行 1~2 次深呼吸，深吸一口气后保持一会儿，再慢慢地把气呼出来。然后，伸出前臂，用力握紧拳头，体会手上的感觉；再尽力放松双手，体验放松后轻松、温暖的感觉。重复一次。接着，弯曲双臂，用力绷紧双臂的肌肉，感受双臂肌肉紧张的感觉，再彻底放松，体验放松后的感觉。重复一次。

其次，练习如何放松双脚，用力绷紧脚趾并保持一会儿，再彻底放松双脚。重复一次。在小腿部肌肉方面，将脚尖用力向上跷、脚跟向下向后紧压，绷紧小腿部肌肉，保持一会儿后再彻底放松。重复一次。在大腿部肌肉方面，用脚跟向前向下紧压，绷紧大腿部肌肉，保持一会儿后彻底放松。重复一次。

最后，进行头部肌肉放松训练。皱紧额部肌肉，保持一会，停 10 秒钟左右后，彻底放松 5 秒钟。用力紧闭双眼保持 10 秒钟后，彻底放松 5 秒钟。逆时针转动眼球，加快速度，再顺时针转动，加快速度，最后停下来彻底放松 10 秒钟。咬紧牙齿保持 10 秒钟，彻底放松 5 秒钟。舌头使劲顶住上颚，保持 10 秒钟后彻底放松。用力将头向后压，停 10 秒钟后放松 5 秒钟。收紧下巴，用颈部向内收紧，保持 10 秒钟后彻底放松。再重复一次头部放松。

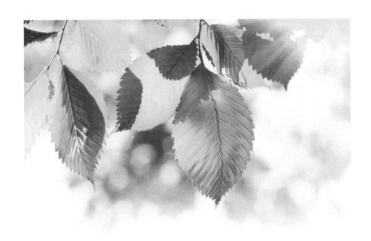

（三）正确宣泄情绪

压抑不良情绪会损害健康，因此，提倡采用正确的途径和方式宣泄情绪，避免有害发泄。首先，表达对于疏解情绪有着重要的作用，我们可以写日记，将近期的事件和自己的感受通过文字记录下来，擅长或者喜爱绘画的朋友也可以通过绘画的方式表达自己的情绪；其次，可以通过亲朋好友之间的有效沟通获取心理支持；最后，在情况严重时，寻求专业人士的帮助。许多正规的心理咨询机构都开通了热线电话，这种方式具有避免直接接触的安全性、相当的隐秘性和专业的指导性，是危机时期的一个有力的帮助。

（四）调整认知

我们可能会因为疫情带来的压力和情绪陷入思维的怪圈，比如对很多事情只能想到单一的结果，而这个结果往往是坏的。我们还可能无限地夸大坏结果发生的可能性，低估自己能够做的和改变的。

这个时候，我们可以尝试问问自己：还能想到其他结果吗？如果是另一种没那么糟的或比较好的结果，自己的感受又如何？如果最坏的结果不是100%，那么能够反驳这个结果的证据有哪些？对于那些更好的结果，能够支持的证据又有哪些？如果是某某某，他会这么想吗？这些自问自答的方式能让我们的认知更灵活、更实际。

（五）做有意义、有价值感的事情

对抗失控感、焦虑感的最有建设性的做法是克服自己的恐惧，去做更有价值感、更有意义的事情。当我们能够去帮助他人、关心他人、做建设性的工作的时候，我们对自己会有更多的自我肯定，对自己有更多的自我表扬，从而增强自己的力量，能够增加对环境的控制感。在自我隔离期间，我们可以给身在疫区的好友表达关心，用自己的专业去做一些相关的科普宣传，学习某一个有价值的技术，阅读一本好书、微

博或者微信公众号上辟谣一些内容等，都是有价值的
事情。

（乔志宏　张莹　余涵萱　陈延妍　殷锦绣

熊珂伟　李焰　马建青）

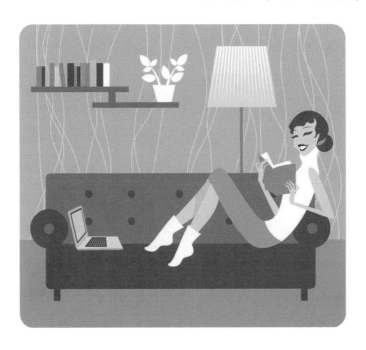

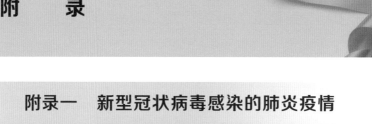

附　录

附录一　新型冠状病毒感染的肺炎疫情紧急心理危机干预指导原则（含一图读懂）

本指导原则应当在经过培训的精神卫生专业人员指导下进行实施。

一、组织领导

心理危机干预工作由各省、自治区、直辖市应对新型冠状病毒感染的肺炎疫情联防联控工作机制（领导小组、指挥部）统一领导，并提供必要的组织和经费保障。

由全国精神卫生、心理健康相关协会、学会发动具有灾后心理危机干预经验的专家，组建心理救援专家组提供技术指导，在卫生健康行政部门统一协调下，有序开展紧急心理危机干预和心理疏导工作。

二、基本原则

（一）将心理危机干预纳入疫情防控整体部署，

以减轻疫情所致的心理伤害、促进社会稳定为前提，根据疫情防控工作的推进情况，及时调整心理危机干预工作重点。

（二）针对不同人群实施分类干预，严格保护受助者的个人隐私。实施帮助者和受助者均应当注意避免再次创伤。

三、制定干预方案

（一）目的。

1. 为受影响人群提供心理健康服务；

2. 为有需要的人群提供心理危机干预；

3. 积极预防、减缓和尽量控制疫情的心理社会影响；

4. 继续做好严重精神障碍管理治疗工作。

（二）工作内容。

1. 了解受疫情影响的各类人群的心理健康状况，根据所掌握的信息，及时识别高危人群，避免极端事件的发生，如自杀、冲动行为等。发现可能出现的群体心理危机苗头，及时向疫情联防联控工作机制（领导小组、指挥部）报告，并提供建议的解决方案。

2. 综合应用各类心理危机干预技术，并与宣传教育相结合，提供心理健康服务。

3. 培训和支持社会组织开展心理健康服务。

4. 做好居家严重精神障碍患者的管理、治疗和社区照护工作。

（三）确定目标人群和数量。新型冠状病毒感染的肺炎疫情影响人群分为四级。干预重点应当从第一级人群开始，逐步扩展。一般性宣传教育要覆盖到四级人群。

第一级人群：新型冠状病毒感染的肺炎确诊患者（住院治疗的重症及以上患者）、疫情防控一线医护人员、疾控人员和管理人员等。

第二级人群：居家隔离的轻症患者（密切接触者、疑似患者），到医院就诊的发热患者。

第三级人群：与第一级、第二级人群有关的人，如家属、同事、朋友，参加疫情应对的后方救援者，如现场指挥、组织管理人员、志愿者等。

第四级人群：受疫情防控措施影响的疫区相关人群、易感人群、普通公众。

（四）目标人群评估、制定分类干预计划。评估目标人群的心理健康状况，及时识别区分高危人群、普通人群；对高危人群开展心理危机干预，对普通人群开展心理健康教育。

（五）制定工作时间表。根据目标人群范围、数量以及心理危机干预人员数，安排工作，制定工作时间表。

四、组建队伍

（一）心理救援医疗队。可单独组队或者与综合医疗队混合编队。人员以精神科医生为主，可有临床心理工作人员和精神科护士参加。有心理危机干预经验的人员优先入选。单独组队时，配队长1名，指派1名联络员，负责团队后勤保障和与各方面联系。

（二）心理援助热线队伍。以接受过心理热线培训的心理健康工作者和有突发公共事件心理危机干预经验的志愿者为主。在上岗之前，应当接受新型冠状病毒感染的肺炎疫情应对心理援助培训，并组织专家对热线人员提供督导。

五、工作方式

（一）由精神卫生、心理健康专家及时结合疫情发展和人群心理状况进行研判，为疫情联防联控工作机制（领导小组、指挥部）提供决策建议和咨询，为实施心理危机干预的工作人员提供专业培训与督导，为公众提供心理健康宣传教育。

（二）充分发挥"健康中国"、"12320"、省级健康平台、现有心理危机干预热线和多种线上通讯手段的作用，统筹组织心理工作者轮值，提供 7×24 小时在线服务，及时为第三级、第四级人群提供实时心理支持，并对第一、二级人群提供补充的心理援助服务。

（三）广泛动员社会力量，根据受疫情影响的各类人群的需求和实际困难提供社会支持。

附件：

针对不同人群的心理危机干预要点

一、确诊患者

（一）隔离治疗初期。

心态：麻木、否认、愤怒、恐惧、焦虑、抑郁、失望、抱怨、失眠或攻击等。

干预措施：

1. 理解患者出现的情绪反应属于正常的应激反应，作到事先有所准备，不被患者的攻击和悲伤行为所激怒而失去医生的立场，如与患者争吵或过度卷入等。

2. 在理解患者的前提下，除药物治疗外应当给予心理危机干预，如及时评估自杀、自伤、攻击风险、正面心理支持、不与患者正面冲突等。必要时请精神科会诊。解释隔离治疗的重要性和必要性，鼓励患者树立积极恢复的信心。

3. 强调隔离手段不仅是为了更好地观察治疗患者，同时是保护亲人和社会安全的方式。解释目前治疗的要点和干预的有效性。

原则：支持、安慰为主。宽容对待患者，稳定患者情绪，及早评估自杀、自伤、攻击风险。

（二）隔离治疗期。

心态：除上述可能出现的心态以外，还可能出现孤独、或因对疾病的恐惧而不配合、放弃治疗，或对治疗的过度乐观和期望值过高等。

干预措施：

1. 根据患者能接受的程度，客观如实交代病情和外界疫情，使患者作到心中有数；

2. 协助与外界亲人沟通，转达信息；

3. 积极鼓励患者配合治疗的所有行为；

4. 尽量使环境适宜患者的治疗；

5. 必要时请精神科会诊。

原则：积极沟通信息、必要时精神科会诊。

（三）发生呼吸窘迫、极度不安、表达困难的患者。

心态：濒死感、恐慌、绝望等。

干预措施：镇定、安抚的同时，加强原发病的治疗，减轻症状。

原则：安抚、镇静，注意情感交流，增强治疗信心。

（四）居家隔离的轻症患者，到医院就诊的发热患者。

心态：恐慌、不安、孤独、无助、压抑、抑郁、悲观、愤怒、紧张，被他人疏远躲避的压力、委屈、羞耻感或不重视疾病等。

干预措施：

1. 协助服务对象了解真实可靠的信息与知识，取信科学和医学权威资料；

2. 鼓励积极配合治疗和隔离措施，健康饮食和作息，多进行读书、听音乐、利用现代通讯手段沟通及其他日常活动；

3. 接纳隔离处境，了解自己的反应，寻找逆境中的积极意义；

4. 寻求应对压力的社会支持：利用现代通讯手段联络亲朋好友、同事等，倾诉感受，保持与社会的沟通，获得支持鼓励；

5. 鼓励使用心理援助热线或在线心理干预等。

原则：健康宣教，鼓励配合、顺应变化。

二、疑似患者

心态：侥幸心理、躲避治疗、怕被歧视，或焦躁、过度求治、频繁转院等。

干预措施：

1. 政策宣教、密切观察、及早求治；

2. 为人为己采用必要的保护措施；

3. 服从大局安排，按照规定报告个人情况；

4. 使用减压行为、减少应激。

原则：及时宣教、正确防护、服从大局、减少压力。

三、医护及相关人员

心态：过度疲劳和紧张，甚至耗竭，焦虑不安、失眠、抑郁、悲伤、委屈、无助、压抑、面对患者死亡挫败或自责。担心被感染、担心家人、害怕家人担心自己。过度亢奋，拒绝合理的休息，不能很好地保证自己的健康等。

干预措施：

1. 参与救援前进行心理危机干预培训，了解应激反应，学习应对应激、调控情绪的方法。进行预防性晤谈，公开讨论内心感受；支持和安慰；资源动员；帮助当事人在心理上对应激有所准备。

2. 消除一线医务工作者的后顾之忧，安排专人进行后勤保障，隔离区工作人员尽量每月轮换一次。

3. 合理排班，安排适宜的放松和休息，保证充分的睡眠和饮食。尽量安排定点医院一线人员在医院附近住宿。

4. 在可能的情况下尽量保持与家人和外界联络、交流。

5. 如出现失眠、情绪低落、焦虑时，可寻求专业的心理危机干预或心理健康服务，可拨打心理援助热线或进行线上心理服务，有条件的地区可进行面对面心理危机干预。持续 2 周不缓解且影响工作者，需由精神科进行评估诊治。

6. 如已发生应激症状，应当及时调整工作岗位，寻求专业人员帮助。

原则：定时轮岗，自我调节，有问题寻求帮助。

四、与患者密切接触者（家属、同事、朋友等）

心态：躲避、不安、等待期的焦虑；或盲目勇敢、拒绝防护和居家观察等。

干预措施：

1. 政策宣教、鼓励面对现实、配合居家观察；

2. 正确的信息传播和交流，释放紧张情绪。

原则：宣教、安慰、鼓励借助网络交流。

五、不愿公开就医的人群

心态：怕被误诊和隔离、缺乏认识、回避、忽视、焦躁等。

干预措施：

1. 知识宣教，消除恐惧；

2. 及早就诊，利于他人；

3. 抛除耻感，科学防护。

原则：解释劝导，不批评，支持就医行为。

六、易感人群及大众

心态：恐慌、不敢出门、盲目消毒、失望、恐惧、易怒、攻击行为和过于乐观、放弃等。

干预措施：

1. 正确提供信息及有关进一步服务的信息；

2. 交流、适应性行为的指导；

3. 不歧视患病、疑病人群；

4. 提醒注意不健康的应对方式（如饮酒、吸烟等）；

5. 自我识别症状。

原则：健康宣教，指导积极应对，消除恐惧，科学防范。

一图读懂

新型冠状病毒感染的肺炎疫情
紧急心理危机干预指导原则

应对新型冠状病毒感染的肺炎疫情联防联控工作机制
2020年1月印发

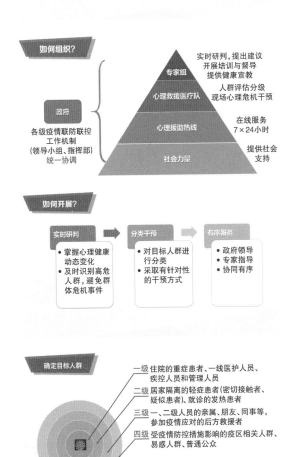

为何制定?

- 疫情可能导致患者恐惧、公众焦虑、医务人员耗竭等心理应激
- 对紧急心理危机干预工作加以规范和指导
- 减轻疫情对大众心理的干扰和可能造成的心理伤害，促进社会稳定

如何组织?

政府
各级疫情联防联控工作机制
(领导小组、指挥部)
统一协调

专家组 —— 实时研判，提出建议 开展培训与督导 提供健康宣教

心理救援医疗队 —— 人群评估分级 现场心理危机干预

心理援助热线 —— 在线服务 7×24小时

社会力量 —— 提供社会支持

如何开展?

实时研判
- 掌握心理健康动态变化
- 及时识别高危人群，避免群体危机事件

分类干预
- 对目标人群进行分类
- 采取有针对性的干预方式

有序服务
- 政府领导
- 专家指导
- 协同有序

确定目标人群

一级 住院的重症患者、一线医护人员、疾控人员和管理人员

二级 居家隔离的轻症患者(密切接触者、疑似患者)、就诊的发热患者

三级 一、二级人员的亲属、朋友、同事等，参加疫情应对的后方救援者

四级 受疫情防控措施影响的疫区相关人群、易感人群、普通公众

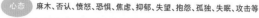
分级干预　　　　一级人群
　　　　　　　　　　住院的重症患者

心态　麻木、否认、愤怒、恐惧、焦虑、抑郁、失望、抱怨、孤独、失眠、攻击等

干预要点
➢ 进行伤害相关(自杀、伤人)的风险评估
➢ 支持倾听，安抚情绪
➢ 提供疾病相关知识和治疗信息，鼓励配合治疗
➢ 关注情绪状态，必要时进行精神科会诊

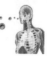

服务提供　精神科医生、心理健康工作人员

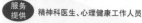
分级干预　　　　一级人群
　　　　　　　　　　一线医务人员和疾控人员

心态　耗竭、担忧、焦虑、抑郁、悲伤、委屈、无助、压抑、自责、过度亢奋、失眠，拒绝合理的休息，不能很好地保证自己的健康等

干预要点
➢ 教授减压技术，帮助疏解不良情绪
➢ 提醒劳逸结合，保证饮食、睡眠和休息
➢ 鼓励寻求社会支持，多与家人、朋友、同事交流和倾诉
➢ 建议发现情绪状态异常要寻求专业帮助

服务提供　精神科医生、临床心理工作人员、热线

分级干预　　　　二级人群

心态　恐慌、不安、孤独、无助、压抑、抑郁、悲观、愤怒、紧张，被他人疏远躲避的压力、委屈、羞耻感、躲避、侥幸心理等

干预要点
➢ 提供有关疾病和相关服务的信息，教授科学防范技能
➢ 鼓励健康生活方式(多锻炼，注意饮食和休息)
➢ 开展健康宣教，减轻恐惧、压抑等不良情绪
➢ 建议寻求社会支持，借助热线、在线咨询平台等帮助自己舒缓情绪

服务提供　精神科医生、心理健康工作人员、社区医生、热线、线上咨询平台

分级干预　　　　三、四级人群

心态　恐慌、不敢出门、盲目消毒、失望、恐惧、易怒等

干预要点
➢ 开展健康宣教，提供有关疾病防护的科学知识
➢ 引导积极应对，鼓励适应性行为
➢ 教授识别不良情绪和自我调适方法
➢ 消除恐惧，不歧视患者、疑似病例

服务提供　心理援助热线、心理健康工作人员、社会组织、媒体、线上咨询平台

附录二 关于《新型冠状病毒感染的肺炎疫情紧急心理危机干预指导原则》要点解读

2020 年 1 月 26 日，国家应对新型冠状病毒感染的肺炎疫情联防联控工作机制印发《新型冠状病毒感染的肺炎疫情紧急心理危机干预指导原则》（以下简称《指导原则》）。为帮助各地准确理解和规范实施心理危机干预工作，现解读如下。

一、为什么制定《指导原则》

我国发生新型冠状病毒感染的肺炎疫情后，各地人民群众受到疫情影响，一部分人出现心理行为问题。例如，发热门诊患者和住院隔离患者感到焦虑、恐惧、孤独等，一线医务工作者压力过大、疲劳紧张甚至耗竭崩溃，普通民众出现不同程度的不安或担心害怕等。当前形势下，急需出台规范性文件，指导各地针对不同人群的心理健康状况提供适宜的心理健康宣教和危机干预服务，以帮助公众科学对待疫情，减轻疫情对大众心理的干扰及可能造成的心理伤害，促进社会和谐稳定。

二、如何开展紧急心理危机干预

文件明确各级政府应将心理危机干预纳入疫情防控整体部署，并根据疫情防控工作的推进情况，及时调整心理危机干预工作重点，针对不同人群实施分类干预。

1. 实时研判。掌握受疫情影响的各类人群的心理健康动态变化，及时识别高危人群，避免极端事件、群体心理危机事件的发生。

2. 分类干预。根据受疫情影响的程度，将目标人群分为四级。将第一级人群（住院治疗的重症及以上患者、疫情防控一线的医护、疾控和管理人员等）作为心理危机干预的重点，逐级扩展到为居家隔离者、家属、普通民众等第二、三、四类人群分别提供心理危机干预、心理疏导和心理健康宣教等服务。针对不同人群提出心理危机干预要点。强调在疫情防控期间落实严重精神障碍患者监护人，保障患者管理和药物治疗。

3. 有序服务。文件明确提出，在经过培训的精神卫生专业人员的指导下，在各级卫生健康行政部门的统一协调下，有序开展紧急心理危机干预和心理疏导工作。

三、如何组织开展心理危机干预

《指导原则》明确要求，心理危机干预工作由各省、自治区、直辖市应对新型冠状病毒感染的肺炎疫情联防联控工作机制（领导小组、指挥部）统一领导，提供必要的组织和经费保障。

组建心理救援专家组，为疫情联防联控工作机制（领导小组、指挥部）提供决策建议和咨询，为实施心理危机干预的工作人员提供专业培训与督导，为公众提供心理健康宣传教育。

组建心理救援医疗队，为重点人群、高危人群提供多种形式的专业心理危机干预服务。

组建心理援助热线队伍，充分发挥现有心理援助热线和多种线上通讯手段的作用，提供在线心理支持、心理援助服务。

广泛动员社会力量，根据受疫情影响的各类人群的需求和实际困难提供社会支持。

四、组织实施

各地精神卫生和心理健康服务资源不同，可根据当地已有的资源开展心理危机工作。急需心理危机干预但服务资源不足的地区，可通过网络平台或申请国家协调其他省份心理救援医疗队支援。

附录三　患者健康问卷抑郁量表

姓名：_____ 年龄：_____ 性别：_____ 文化程度：_____
地址：_____ 日期：_____ 第____次筛查

问题：在过去两周内，有多少时候您受到以下任何问题困扰？	0 = 完全 不会	1 = 有几 天	2 = 一半 以上 的天 数	3 = 几乎 每天
1. 做事时提不起劲或没有兴趣	0	1	2	3
2. 感到心情低落、沮丧或绝望	0	1	2	3
3. 入睡困难、睡不安稳或睡眠过多	0	1	2	3
4. 感觉疲倦或没有活力	0	1	2	3
5. 食欲不振或吃太多	0	1	2	3
6. 觉得自己很糟，或觉得自己很失败，或让自己或家人失望	0	1	2	3
7. 对事物专注有困难，例如阅读报纸或看电视时不能集中注意力	0	1	2	3
8. 动作或说话速度缓慢到别人已经觉察或正好相反，烦躁或坐立不安、动来动去的情况更胜于平常	0	1	2	3
9. 有不如死掉或用某种方式伤害自己的念头	0	1	2	3

　　如果发现自己有如上症状，它们影响到你的家庭生活、工作、人际关系的程度是：
　　　　没有困难____，有一些困难____，很多困难____，非常困难____

评分规则及治疗建议

分值	结果分析	治疗建议
0~4	没有抑郁	无
5~9	轻度抑郁	观察等待：随访时复查
10~14	中度抑郁	制订治疗计划，考虑心理咨询，随访和/或药物治疗
15~19	中重度抑郁	积极药物治疗和/或心理治疗
20~27	重度抑郁	立即首先选择药物治疗，若严重损伤或对治疗无效，建议转移至精神疾病专科，进行心理治疗和/或综合治疗

附录四 广泛焦虑量表

姓名：_____ 年龄：_____ 性别：_____ 文化程度：_____
地址：_____ 日期：_____ 第____次筛查

问题：在过去两周内，有多少时候您受到以下任何问题困扰？	0 = 完全不会	1 = 有几天	2 = 一半以上的天数	3 = 几乎每天
1. 感觉紧张，焦虑或急切	0	1	2	3
2. 不能够停止或控制担忧	0	1	2	3
3. 对各种各样的事情担忧过多	0	1	2	3
4. 很难放松下来	0	1	2	3
5. 由于不安而无法静坐	0	1	2	3
6. 变得容易烦恼或急躁	0	1	2	3
7. 感到似乎将有可怕的事情发生而害怕	0	1	2	3

如果发现自己有如上症状，它们影响到你的家庭生活、工作、人际关系的程度是：

没有困难____，有一些困难____，很多困难____，非常困难____

评分规则及治疗建议

分值	结果分析	治疗建议
0~4	没有焦虑	无
5~9	轻度焦虑	观察等待：及时随访
10~14	中度焦虑	制定治疗计划，考虑心理咨询，随访和/或药物治疗
15~21	重度焦虑	积极药物治疗和/或心理治疗